Jean-Marie & Monique Paffenhoff

Heilsteine für dein Sternzeichen

HEILSTEINE
FÜR DEIN
STERNZEICHEN

JEAN-MARIE PAFFENHOFF &
MONIQUE PAFFENHOFF

SILBERSCHNUR VERLAG

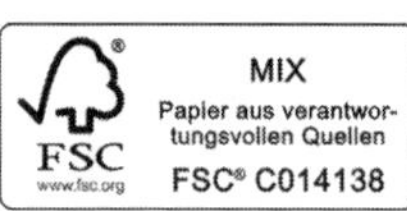

ISBN: 978-3-89845-326-4

1. Auflage 2015

Gestaltung & Satz: XPresentation, Güllesheim
Umschlaggestaltung: XPresentation, Güllesheim; unter Verwendung verschiedener Motive von © helovi, www.istock.com, © Photosani, www.shutterstock.com, © Viktoriia Protsak, www.fotolia.de
Druck: Finidr, s.r.o. Cesky Tesin

Verlag »Die Silberschnur« GmbH
Steinstraße 1 · D-56593 Güllesheim
www.silberschnur.de · E-Mail: info@silberschnur.de

Inhalt

STEINE & KRISTALLE
DER WESTLICHEN TRADITION

»Und zu beiden Seiten des Stromes ein Baum
des Lebens, der zwölfmal Früchte trägt,
jeden Monat gibt er seine Frucht,
die Blätter des Baumes aber
dienen zur Heilung der Völker.«

Offenbarung des Johannes (XXII, 2)

»Man sollte denen folgen, die die Wahrheit suchen,
und jene meiden, die sie gefunden haben.«

André Gide

Verglichen mit dem menschlichen, vergänglichen und bewegten Leben, grenzt das Leben der Steine an Unbeweglichkeit. Und doch ist es wahrscheinlich, dass das Bewusstsein, bevor es den Menschen erreichte, in anderen Reichen existiert hat, unter anderem im Mineralreich. Der archaische Mensch sah die lebende Kraft der Natur in allem, was ihn umgab: den Tieren, den Pflanzen und den Mineralien. Die ersten Opfer, die er den Naturgöttern darbrachte - der Sonne, dem Wind, dem Sturm usw. - legte er auf einen Stein, Symbol des Dauerhaften und der Ewigkeit.

In der paläolithischen Zeit, der Altsteinzeit, beginnt die Menschheit das Abenteuer ihrer Entwicklung. Kampf- und Jagdwaffen, Schutzamulette, Steine für Schmuck und Tauschhandel werden dem Fels entrissen oder ausgegraben. Später dient der geschnittene Stein als Werkzeug und ermöglicht es, Hütte und Heiligtum zu bauen. So wurde seit Anbeginn eine okkulte Verbindung zwischen Mensch und Stein geknüpft, ein geheimnisvolles Symbol, das ihn mit dem gesamten Universum verbindet.

Das Interesse an den Steinen und Kristallen entwickelt sich auf allen Kontinenten und bringt

Überlieferungen hervor, die sich in jeder Kultur auf eigene Weise manifestieren, und die doch alle in gewisser Weise Ausdruck der menschlichen Natur selbst sind.

★

Die Steine der Bibel

Die jüdisch-christliche Überlieferung bezieht sich häufig auf Steine, die bereits in der Bibel erwähnt werden. Dazu muss gesagt werden, dass sich die lange Geschichte der Hebräer in einer trockenen Gegend abspielt, die mit Felsen übersät ist. Kein Wunder also, dass selbst Gott manchmal mit einem Stein verglichen wird, der dem auserwählten Volk als Stütze dient:

»Und wer ist ein Fels, außer unserem Gott?«

(Ps. XVIII, 32),

»Gibt es einen Fels außer mir?«

(Is. XLII, 8).

Die Festigkeit und Dauerhaftigkeit des Steines machen ihn zum idealen Träger der Worte Gottes. Die Steintafeln werden die Bewahrer der Gesetze, die in der Bundeslade aufbewahrt werden:

»Da sprach der Herr zu Moses:
Ich werde Dir steinerne Tafeln geben«

(Ex. XXIV, 12).

Doch kann er auch die Härte der Gefühle ausdrücken:

»Sein Herz ist fest wie ein Stein ...«

(Job XLI, 16),

»... und ich werde ihrem Fleisch das Herz aus Stein entreißen, und ihnen ein Herz aus Fleisch geben ...«

(Ez. XXI, 19-20).

Aarons Brustschild

Nicht nur unbehauener Stein wird im Alten Testament erwähnt, auch Edelsteine werden häufig genannt, ganz besonders während des Auszugs aus Ägypten, als Gott auf dem Berg seine Gebote an Moses weitergibt (Ex. XXVIII, 15-21).

Du sollst ein Brustschild des Schiedsrichterspruches
herstellen; als Kunstwirkerarbeit (...).
Schmücke es mit einem Besatz

von Edelsteinen, insgesamt vier Reihen:
die erste Reihe Rubin, Topas und Smaragd.
Die zweite Reihe Nephrit, Saphir und Diamant.
Die dritte Reihe Lechem, Chebo und Ahlama.
Die vierte Reihe Tarsis, Karneol und Jaspis;
goldgefasst seien sie in ihren Reihen.
Die Steine sollen die Namen der Söhne Israels
tragen, zwölf entsprechend ihren Namen.«

Diese Steine, deren Namen je nach Version verschieden sind - hier die von Zadoc Kahn[1] - haben einen starken symbolischen Wert. Sie wurden mit Türkis, Topas, Onyx, Achat, Beryll usw. übersetzt.

Im Neuen Testament ist der Stein das Fundament der christlichen Kirche selbst. Jesus sagt zu seinem Ersten Apostel:

»Du bist Petrus, und auf diesen Felsen will ich
meine Kirche bauen«

(Mt. XVI, 18).

Er ist auch Symbol der Prüfungen, die einem auf dem Weg der Sünde begegnen:

»... und sie (seine Engel) werden dich
auf Händen tragen, damit du nicht
an einen Stein deinen Fuß stoßest.«

(Mt. IV, 6 und Lk. IV, 11),

oder auch das Werkzeug menschlicher Wut:

»Da hoben sie Steine auf,
um nach ihm zu werfen; Jesus aber verbarg sich
und ging hinaus aus dem Tempel.«

(Joh. VIII, 59),

»Wer von euch ohne Sünde ist,
werfe als Erster einen Stein auf sie.«

(Joh. VIII, 7).

Die Steine des Himmlischen Jerusalem

Was die Edelsteine betrifft, so werden sie ausführlich in der Apokalypse des Heiligen Johannes zitiert:

»(...) und zeigte mir die heilige Stadt Jerusalem,
die von Gott aus dem Himmel herniederstieg. (...)
Ihr Lichtglanz gleicht einem ganz kostbaren Stein,

wie kristallheller Jaspis. (...) Und die Mauer
der Stadt hat zwölf Grundsteine und auf ihnen
die zwölf Namen der zwölf Apostel des Lammes.

(...) Der Bau ihrer Mauer war aus Jaspis;
die Stadt aber war lauteres Gold,
gleich reinem Glase. Die Grundsteine
der Stadtmauer sind mit jeder Art von Edelsteinen
geschmückt; der erste Grundstein ein Jaspis,
der zweite ein Saphir, der dritte ein Chalzedon,
der vierte ein Smaragd, der fünfte ein Sardonyx,
der sechste ein Sardion, der siebente ein Chrysolith,
der achte ein Beryll, der neunte ein Topas,
der zehnte ein Chrysopras, der elfte ein Hyazinth,
der zwölfte ein Amethyst.
Die zwölf Tore sind zwölf Perlen,
jedes einzelne Tor aus einer einzigen Perle.«

(Off. XXI, 10-21).

Sei es, dass sie dazu dienen, die göttliche Energie zu empfangen, sei es, dass sie als Symbole angesehen werden - die Steine der Bibel werden die Zeiten überdauern und für die jüdisch-christliche Welt ihre Bedeutung behalten.

★

Der magische Geist der Kelten

In der keltischen Welt ist das Übernatürliche überall zu finden. Mineralien, Pflanzen, Tiere und Menschen, sie alle sind Emanationen der universellen Energie. Alles lebt und hat teil am Lauf des Universums. Der Lebenskeim entwickelt sich durch »Perfektionierung«, vom Mineral zur Pflanze, dann zum Tier und schließlich zum Menschen, der über diese drei Reiche herrscht.

Das Mineral besitzt somit einen Funken der göttlichen Energie und damit Empfindsamkeit. Die Druiden benutzen die Steine in diesem Sinne, vor allem zwei Steine, die gleichzeitig zwei verschiedene Reiche verkörpern, was ihnen einen besonderen symbolischen und magischen Wert verleiht:

- Der **Bernstein**, versteinertes Harz, ist gleichzeitig Emanation des Mineral- und des Pflanzenreichs.

Seine goldene Farbe macht ihn zu einem Symbol der Sonne und damit der spirituellen Macht. Die Druiden trugen ihn als Halsschmuck.

- Die **Koralle** gehört gleichzeitig zum Mineral- und zum Tierreich. Ihre rote Farbe symbolisiert den Krieg, und man verwendete sie zur Dekoration von Waffen, da der Koralle nachgesagt wird, vor Unglück zu schützen.

Doch in den Legenden, unserer wichtigsten Informationsquelle, wenn es um die mündlich überlieferten Lehren der keltischen Zivilisation geht, werden auch andere Steine erwähnt. Der Bergkristall beispielsweise wird oft als Sonnensymbol genannt und als Stein, der dem Menschen hilft, die menschlichen Grenzen der Erkenntnis zu überschreiten. Viele andere Steine und Kristalle wurden und werden für therapeutische Zwecke genutzt.

Es gibt weitere sehr wichtige Steine in der keltischen Tradition, die Megalithen, die auf telurischen Knotenpunkten errichtet wurden, wo sie zu Bindegliedern zwischen Kosmos und Erde wurden:

- Die Menhire sind aufrechte Blöcke, die oft gruppenweise in den Boden gesetzt wurden und zu deren Füßen man manchmal Werkzeugreste oder Tonscherben vergraben findet.
- Die Dolmen, Zusammenstellungen von Steinen in Form eines Tisches, sind megalithische Grabstätten, die unter einem Erdwall verborgen liegen und manchmal durch einen Gang verlängert wurden. Sie verkörpern die Öffnung, durch die die Seele nach ihrer irdischen Existenz entweichen muss.
- Die Kromleche sind kreisförmige Zusammenstellungen von Menhiren, die als Umfriedungen dienten und wahrscheinlich Heiligtümer waren.

Man weiß, dass die keltische Gesellschaft den kleinen und großen Steinen in ihrer Tradition einen wichtigen Platz eingeräumt hat, ebenso wie allen anderen natürlichen Elementen. Leider wurde der größte Teil des esoterischen Wissens der Druiden Opfer der mündlichen Überlieferung und ging im Laufe der Zeit verloren.

★

Die jüdisch-christliche Tradition

Die Kontakte zwischen der westlichen, der arabischen und der jüdischen Zivilisation verstärkten das Interesse am Reich der Mineralien noch. Steine wurden immer als spirituelles Symbol benutzt, doch häufig dienten sie auch als therapeutisches oder gar magisches Werkzeug.

Innerhalb dieser sehr reichen Tradition haben frühere Autoren sich damit befasst, die therapeutischen Eigenschaften der Steine zu beschreiben:

- **Plinius der Ältere** (23–79), römischer Naturforscher und Schriftsteller, der beim Ausbruch des Vesuvs starb, beschreibt in seiner »Naturgeschichte« die Wirkung der Steine.

- Der **heilige Hieronymus** (ca. 347 - ca. 419–420), in Bethlehem gestorben, übersetzte die Bibel ins Lateinische - die »Vulgata«. Der christlichen Welt ist er dadurch bekannt, dass er einem Löwen in der Wüste einen Stachel aus der Pfote zog. In seinen Werken verwies er oft auf die positiven Eigenschaften der Edelsteine.

- Weniger bekannt ist **Marbod** (1035–1123), Bischof von Rennes, der zahlreiche Gedichte in lateinischer Sprache verfasste. In seinem »Liber de Gemmis« - Buch der Edelsteine - beschrieb er die Wirkung der Edelsteine.

- Eine weitere Persönlichkeit, die durch ihren außergewöhnlichen und tiefgründigen Verstand auffällt, ist die **Heilige Hildegard von Bingen** (1098–1179), eine deutsche Dichterin, Musikerin und Theologin. Sie wird im Alter von acht Jahren in die Obhut Gottes gegeben und verbringt vierzig Jahre ihres religiösen Lebens völlig anonym. Dann, von Visionen überwältigt, die sie schubweise überkommen, bittet sie Bernhard von Clairvaux um die Erlaubnis, enthüllen zu dürfen, was ihr auf diese Art geschenkt wurde: vom Heiligen Geist diktierte Botschaften. Nun beginnt sie, spirituelle und wissenschaftliche Werke, Gedichte, Musik und Briefe an wichtige Zeitgenossen zu verfassen, wodurch sie schnell zu einer religiösen, ja sogar politischen Autorität wird.

Für Hildegard von Bingen ist der Mensch ein wesentliches Glied der kosmischen Ordnung, er trägt sowohl den Himmel als auch die Erde, ein physisches und ein spirituelles Prinzip, in sich. Die Heilige empfiehlt, Steine als Heilwerkzeuge zu verwenden, wohnt ihnen doch ein göttlicher Funke inne, der sich auf den Menschen übertragen kann. Von nun an werden sie zur Unterstützung von Arzneien eingesetzt.

Hildegard von Bingen verwendet die Steine wie sie sind, ohne sie zu reinigen, zu segnen oder miteinander zu kombinieren, legt sie auf das erkrankte Organ oder setzt sie ein in Verbindung mit Wein, Tau, Speichel, Wasser, Öl ...

- **Albertus Magnus** (1193-1280), Dominikaner und Philosoph, verbreitet das Gedankengut des Aristoteles. Er war der Lehrmeister des heiligen Thomas von Aquin. In seinem Werk »Die Welt der Minerale« untersucht er Ursprung und therapeutische Möglichkeiten der Mineralien.

Bis die Protestanten die Szene betreten, die Nüchternheit und Verzicht auf Zierrat predigen, werden

Steine weiter in der Medizin genutzt. Dann lässt das Interesse an den Mineralien und ihren heilenden und spirituellen Kräften nach, bis es in der heutigen Zeit anscheinend zu neuem Leben erwacht.

- Heute widmen **Gottfried Hertzkal** und **Wighard Strelow** ihr Leben der Aufgabe, die Behandlungsmethoden der heiligen Hildegard bekanntzumachen. Wighard Strelow arbeitet übrigens in einer Klinik in Allensbach am Bodensee, wo er Behandlungen anbietet, die in Anlehnung an Hildegard von Bingen entwickelt wurden. Ein Großteil seiner Arbeit ist den Edelsteinen gewidmet.

Immer mehr Therapeut/inn/en auf der ganzen Welt interessieren sich für die therapeutischen Möglichkeiten, mit Steinen und Kristallen zu heilen. Wir werden darlegen, wofür sie nicht nur früher, sondern wozu sie auch von einigen zeitgenössischen Therapeut/inn/en und nicht zuletzt von uns selbst in unseren Kursen verwendet werden, nämlich die Möglichkeit, die archetypische Energie der Steine zu nutzen, um eine tief greifende Veränderung unseres innersten Seins zu bewirken.

★

Steine, ein Initiationswerkzeug

Die Steine der westlichen Kultur stellen wertvolle Werkzeuge für die Entwicklung des Einzelnen dar, denn sie besitzen einen sehr starken archetypischen Wert, der für den Menschen nutzbare Energien transportiert. Diese kann er dazu verwenden, Empfindungen und Gefühle zu erfahren, die seine eigene Persönlichkeit bereichern können.

Die Archetypen

Das Wort »Archetyp« kommt aus dem Griechischen »arkhetupos«, was so viel heißt wie einfaches Modell, das Modell, auf dem man ein Werk, eine Arbeit aufbaut. Dieses Modell ist mit der Ideenwelt Platons vergleichbar: Ideen als Formen der abstrakten Welt, auf denen die Dinge der konkreten Welt sich aufbauen, Ideen, die als Modell dienen.

Die Archetypen sind ursprüngliche Kräfte, die uns zeigen, wie wir unsere Existenz ausrichten sollen.

Es sind Führer, die uns auf unserem Lebensweg helfen, indem sie uns zum Bewusstsein seiner Zweckbestimmtheit verhelfen.

Diese Führer können als Götter auftreten, als Göttinnen, Helden, Weise, große Persönlichkeiten oder sogar als Dinge, im kollektiven Unterbewusstsein lebende Bilder oder Symbole (C. G. Jung). Sie existieren in jedem Individuum in Form psychischer Energien. Sie leben in uns, und wir leben in ihnen. Sie existieren in den Legenden und Mythen, den Heldenerzählungen und Heiligengeschichten, aber auch in unseren Träumen und Taten. Die durch die Archetypen hervorgebrachten Bilder sind die Brücke, die das Sichtbare mit dem Unsichtbaren verbindet.

In der neoplatonischen Tradition und bei den Kirchenvätern waren die Archetypen das abstrakte Modell jeder offenbarten Existenz, die als solche im schöpferischen Denken geschaffen wurde. Der Archetyp gibt dem Erleben des Menschen einen Sinn und hilft ihm, alle Erfahrungen, aus denen er sich zusammensetzt, zu strukturieren. Er ermöglicht ihm, die unterschiedlichen Facetten seines Lebens besser zu verarbeiten und neue Fähigkeiten in sich zu entwickeln. Wie Platon vorschlägt, kann man mit seiner Hilfe zwischen der gewöhnlichen Einfallskraft und der Vorstellungskraft, die der göttlichen Begeisterung entspringt, unterscheiden.

Um die Meditationen, die wir im nächsten Kapitel vorstellen, besser verständlich machen zu können, greifen wir auf einige dieser Archetypen zurück: die zwölf Sternzeichen, die zwölf Steine von Aarons Brustschild und die zwölf Steine des Himmlischen Jerusalem.

Hier die Bedeutung dieser Archetypen:

Die Sternzeichen

Die zwölf Sternzeichen verkörpern die zwölf grundlegenden Archetypen, die zwölf Energien, die am Schöpfungsprinzip teilnehmen. Außer den typischen Energien unseres Geburtszeichens und unseres Aszendenten tragen wir alle Energien der anderen Zeichen in uns - mehr oder weniger verwirklicht, mehr oder weniger ausgewogen.

Viele Beziehungen zwischen den Steinen und den Sternzeichen sind bereits beschrieben worden. Wir werden die Klassifizierung der jüdisch-christlichen Tradition übernehmen. In dieser Tradition wird jedes Zeichen durch einen Stein des Alten Testaments vertreten, der zum Brustschild Aarons gehört (Ex. XXVIII, 15-22) und durch einen Stein des Neuen Testaments, der sich in der Beschreibung des Gerichts des Heiligen Jerusalem in der Offenbarung des Johannes findet (Of XXI, 18).

Der Brustschild Aarons

Der Brustschild Aarons wird im Exodus beschrieben, einem der fünf Bücher, die die Thora oder den Pentateuch bilden, das heilige Buch, das sowohl von den Juden als auch von den Christen anerkannt wird.

Die Tradition lehrt uns, dass es vier Leseebenen dieses heiligen Buches gibt:

- **Peshat:** Die erste Ebene entspricht dem wörtlichen Sinn des Textes.
- **Remez:** Die zweite Ebene entspricht dem, was der Text andeutet.
- **Derash:** Die dritte Ebene entspricht den moralischen und ethischen Lehren, die man dem Text entnehmen kann.
- **Sod:** Die vierte Ebene entspricht dem mystischen, spirituellen und manchmal geheimen Sinn, der im Text verschlüsselt ist.

Der Exodus setzt sich aus vierzig Kapiteln zusammen. Die Hebräer verbrachten vierzig Jahre in der Wüste, bevor sie das Heilige Land erreichten. Während der vierzig Tage, die Moses auf dem Berg Sinai verbrachte, verlangte die Gottheit von Moses, für seinen Bruder Aaron die Kleidungsstücke herzustellen, die dieser von nun an beim Betreten des Allerheiligsten tragen sollte, dem Ort, zu dem niemand außer dem Hohepriester Zutritt hatte, und an dem die Bundeslade aufbewahrt wurde.

Unter diesen Kleidungsstücken befand sich der Brustschild Aarons, ein schützender Schmuck, der den oberen Torso bedeckte. Die Pharaonen trugen einen trapezförmigen Brustschmuck um den Hals. Bei den Hebräern war er aus wertvollem Stoff und mit zwölf Steinen besetzt. Wir werden hier die Klassifizierung der Kabbalisten benutzen, die von Virya übernommen wurde (siehe Bibliografie). Aber es gibt auch andere Klassifizierungen, die, je nachdem, welchen Gebrauch man von ihnen machen möchte, genauso stichhaltig sind.

Das Himmlische Jerusalem

In seiner Apokalypse beschreibt der Evangelist Johannes das Himmlische Jerusalem, die heilige Stadt, zu der nur jene Zutritt haben werden, »... die eingeschrieben sind im Lebensbuch des Lammes, die Stadt, wo die Gerechten neben Gott sitzen dürfen, dem Alpha und Omega.« Er beschreibt die Stadt ausführlich, besonders die zwölf Grundsteine der Stadtmauer, die mit verschiedenen Edelsteinen geschmückt ist.

Durch die Arbeit mit den Steinen des Himmlischen Jerusalem können wir ein neues Bewusstsein erlangen, eine neue Stufe in unserer persönlichen Entwicklung zu Harmonie, Frieden und Glück. Wir haben die initiatorische Klassifizierung der zwölf Apostel nach Robert-Jacques Thibaud (*Itinéraire initiatique, de la Légende dorée au zodiaque)* verwendet und uns daher von den mittelalterlichen Legenden inspirieren lassen, die vom Leben der Apostel erzählen, auch wenn diese nicht das getreue Abbild ihres Lebens sind, da sie von der volkstümlichen Fantasie beeinflusst wurden. Diese Legenden wurden von einem Genueser Bischof, Jacobus de Voragine gesammelt und in seinem Werk *Legenda Aurea* (13. Jh.) veröffentlicht.

Steine und numerologische Symbolik

Für unsere Meditation verwenden wir achtzehn biblische Steine:

18 = 1 + 8 = 9, die Zahl des vollendeten Menschen. Manche dieser Steine tauchen zweimal auf, da sie sowohl zum Brustschmuck Aarons als auch zum Fundament des Himmlischen Jerusalem gehören. Auf die zwölf Steine des Brustschmucks waren 72 Buchstaben eingraviert, die den Namen der Völker, der Patriarchen und der Matriarchen entsprachen. Sie bildeten aus 72 Buchstaben den göttlichen Namen, den die Kabbalisten als Mittel zur Vervollkommnung verwendeten: 7 + 2 = 9, die Zahl des vollendeten Menschen.

72 war auch die Anzahl der Schutzengel der Kabbalisten, die sie im Exodus[2] (XIV, 19-21) fanden. Übrigens war die erste Übersetzung der Bibel aus dem Hebräischen ins Griechische von 72 Rabbinern (den Sanhedrin) erstellt worden, die sich aus sechs Übersetzern pro Volk zusammensetzten.

Während des Auszugs aus Ägypten in die Wüste gab es dreizehn Völker Israels, wobei Joseph von seinen Söhnen Ephraim und Manasse ersetzt wurde und Levi kein Land hatte, denn er war Priester geworden.

Im Osiris-Mythos - Isis durchwandert Ägypten, um die zwölf Teile des Körpers von Osiris zu suchen und zusammenzubringen, der von seinem eifersüchtigen Bruder zerstückelt wurde - gibt es ebenfalls ein 13. Stück, das Geschlechtsteil, das sie niemals wiederfand, da es von einem Fisch gefressen geworden war.

Den zwölf Arbeiten des Herakles folgt eine 13. Prüfung auf dem Scheiterhaufen, wo der Held stirbt, bevor er zu den Unsterblichen im Olymp gelangen und Hebe, die Göttin der ewigen Jugend, heiraten kann.

Schließlich kommt zu den zwölf Aposteln ein Dreizehnter, nachdem Judas nach seinem Selbstmord durch Matthias, der unter den 72 Schülern Jesu ausgelost wurde, ersetzt worden war. Und ist nicht ebenfalls die Rede von einem 13. Sternzeichen, dem Schlangenadler?

In allen initiatorischen Überlieferungen findet man die Zahl 13, die dem Arkanum »Tod« im Tarot entspricht. Sie symbolisiert eine Zustandsveränderung, eine innere Wandlung und entspricht dem hebräischen Buchstaben Mem, dem die Zahl 40 zugeordnet wird, die man häufig in der Bibel wiederfindet: die 40 Kapitel des Exodus; die 40 Jahre, die

die Hebräer durch die Wüste zogen; die 40 Tage, die Moses auf dem Berg Sinai blieb; die 40 Tage, die Jesus in der Wüste verbrachte.

Dank dieser von uns vorgeschlagenen Arbeit mit den Steinen können auch Sie Ihren Zustand verändern, ein neues Bewusstsein erlangen, sich verwandeln, um das Himmlische Jerusalem in sich selbst zu finden, die Stadt des Friedens - des inneren Friedens!

Wie verwendet man die Steine?

Es gibt verschiedene Möglichkeiten, mit der Energie, die in den Steinen verborgen liegt, eine Harmonie herzustellen: Man kann

- die Steine, mit denen man harmoniert oder die man für eine bestimmte Entwicklung benötigt, bei sich tragen;
- die Steine des eigenen Sternzeichens oder Aszendenten bei sich tragen, um ihre Qualitäten so stark wie möglich zu spüren und zum Ausdruck zu bringen;

- die Steine regelmäßig betrachten und die Energien, die sie tragen, in sich aufnehmen;
- abends, in aller Ruhe, über ein Problem nachdenken, sich über eine Verletzung klar werden oder eine Liste der Schwächen erstellen, von denen man sich befreien möchte; den entsprechenden Stein finden, etwas über seine Geschichte, seine physischen, psychischen und spirituellen Kräfte lesen, wobei man diese Energien in sich aufnimmt und den Stein während der Nacht neben sein Bett legt;
- meditieren, nachdem man alle den Stein betreffenden Aspekte - siehe nächstes Kapitel - kennengelernt hat;
- innerhalb von zwölf Monaten einen ganzen Evolutionszyklus durchlaufen, indem man beispielsweise während der Dauer eines Zeichens den Stein des Alten Testaments in der linken Tasche und den Stein des Neuen Testaments in der rechten Tasche bei sich trägt;
- wenn man alle Steine besitzt: nach dem Muster der Tarotkarten, einen von ihnen zufällig ziehen und die Lehre, die er erteilt, in sich aufnehmen;

- man kann auch die Edelsteintinkturen verwenden, deren wohltuende Wirkung im entsprechenden Kapitel beschrieben wird.

Auch andere Methoden sind möglich. Wichtig ist, in Harmonie zu sein, in derselben Schwingung mit dem Archetyp der Steine und den psychologischen Qualitäten, die sie verkörpern, ganz im Sinne der Theorie vom kollektiven Unterbewusstsein, die der Schweizer Psychoanalytiker C. G. Jung aufgestellt hat.

★

Die Meditationen

Sinn der Meditation ist es, sich der Reihe nach auf jeden der Steine des Alten und Neuen Testaments einzustimmen, um jeden der Steine, der einen vollständigen Kreislauf verkörpert, in sich zu erfahren. Alle diese Steine sind im Handel erhältlich. Ein kleines unbearbeitetes Stück genügt und kostet nur wenig. Sie sollten darauf achten, die Steine vor ihrer Verwendung zu »reinigen«.

Die gewählte Reihenfolge der Sternzeichen hat wenig Bedeutung. Aus der Sicht des Betroffenen liegt den Ereignissen, Erfahrungen, Prüfungen und Freuden in unserem Leben, die unsere Persönlichkeit bilden, auch keine bestimmte Reihenfolge zugrunde.

Wir schlagen vor, mit den Steinen Ihres Sternzeichens zu beginnen, dann mit denen Ihres Aszendenten fortzufahren und schließlich mit den restlichen Steinen zu arbeiten, wobei die Reihenfolge durch Ihre eigene Intuition oder irgendeine andere von Ihnen gewählte Methode bestimmt wird.

Nehmen Sie sich ungefähr zehn Minuten Zeit pro Tag. Wählen Sie eine Gelegenheit, bei der Sie allein und völlig ungestört sind, und einen ruhigen, bequemen Ort.

Beginnen Sie möglichst an einem Montag.

Der erste Tag

- Setzen Sie sich auf einen bequemen Stuhl oder nehmen Sie eine Meditationsstellung - im Schneidersitz mit geradem Rücken - ein. Entspannen Sie sich und atmen Sie ruhig, wobei Sie sich jedes Teils Ihres Körpers bewusst werden.
- Nehmen Sie den **Stein des Alten Testaments,** der dem von Ihnen gewählten Zeichen entspricht, in die linke Hand.
- Schalten Sie alle negativen Gedanken aus. Seien Sie bereit, die Energie, die der Stein Ihnen geben wird, zu empfangen. Sie sind nun in Harmonie mit der archetypischen Energie des Steines, den Sie in der Hand halten.
- Lesen Sie die den Stein betreffenden Abschnitte, seine Geschichte und Eigenschaften, wobei Sie die Worte in sich nachklingen lassen und die

aufkommenden Bilder und Gefühle akzeptieren, was es auch sein mag. Nutzen Sie diese Gelegenheit, den Stein kennenzulernen, als sei er ein Lebewesen.

- Zum Schluss sprechen Sie mehrmals, wie ein Mantra, die drei Begriffe, die eine Harmonisierung des Steins bewirken (ab Seite 44).

Der zweite Tag

- Beginnen Sie auf die gleiche Art wie mit dem ersten Stein des Alten Testaments.
- Zum Schluss wiederholen Sie mehrmals, wie ein Mantra, die Begriffe, die eine Harmonisierung des Steins bewirken.

Der dritte Tag

- Setzen Sie sich und nehmen Sie den **Stein des Neuen Testaments** in die rechte Hand, der dem ersten von Ihnen gewählten Sternzeichen entspricht.
- Schalten Sie alle negativen Gedanken aus. Seien Sie bereit, die Energie, die der Stein Ihnen geben wird, zu empfangen.

- Sie sind jetzt in Harmonie mit der archetypischen Energie des Steines, den Sie in der Hand halten.
- Lesen Sie die den Stein betreffenden Abschnitte, seine Geschichte und Eigenschaften, wobei Sie die Worte in sich nachklingen lassen und die auftauchenden Bilder und Gefühle akzeptieren, was es auch sei. Nutzen Sie diese Gelegenheit, den Stein kennenzulernen, als sei er ein Lebewesen.

Zum Schluss wiederholen Sie mehrmals, wie ein Mantra, die Begriffe, die eine Harmonisierung des Steins bewirken.

Der vierte Tag

- Beginnen Sie genauso wie mit dem Stein des Neuen Testaments.
- Zum Schluss wiederholen Sie mehrmals, nach Art eines Mantras, die Begriffe, die eine Harmonisierung des Steins bewirken.

Der fünfte Tag

- Setzen Sie sich wie gewohnt und nehmen Sie dann beide Steine in die Hand, den des Alten

Testaments in die linke und den des Neuen Testaments in die rechte.

- Lassen Sie die Empfindungen, die diese beiden Steine in Ihren Händen hervorrufen, auf sich wirken. Horchen Sie auf die Eindrücke, die durch die Verbindung der beiden Steine in Ihnen hervorgerufen werden.
- Diese beiden Steine werden Ihnen durch die starken Schwingungen helfen, die ausstrahlen und die nichts mit der Größe des Steins zu tun haben und jeden Teil Ihres Körpers durchströmen.
- Zum Schluss wiederholen Sie mehrmals, wie ein Mantra, die Begriffe, die eine Harmonisierung der beiden Steine bewirken.

Der sechste Tag

- Setzen Sie sich wie gewohnt und nehmen Sie dann beide Steine in die Hand, den des Alten Testaments in die linke und den des Neuen Testaments in die rechte.
- Lassen Sie die Empfindungen, die diese Steine in Ihren Händen hervorrufen, auf sich wirken und

spüren Sie, welche Gefühle durch die Vereinigung der beiden Steine hervorgerufen werden.

- Spüren Sie die Energie der Steine, die sich in Entschlossenheit und Kraft verwandelt und sich in jeder Faser Ihres Körpers wie eine machtvolle Flüssigkeit ausbreitet.
- Fassen Sie die Meditationen der Woche zusammen: Lesen Sie den Abschnitt über das von Ihnen gewählte **Sternzeichen**, dessen Wesen Sie erfahren wollen. Stimmen Sie sich auf das Zeichen ein, sei es nun das Symbol Ihrer Geburt oder auch ein anderes. Erleben Sie es von innen, indem Sie versuchen, mithilfe der neuen Erfahrung, die Sie mit den Steinen des Alten und Neuen Testaments gemacht haben, seine Stärken und Schwächen zu schätzen. Spüren Sie die von Ihnen aktivierten Energien, die zu Ihren eigenen Energien hinzukommen und diese bereichern und beleben.
- Zum Schluss sprechen Sie mehrere Male, nach Art eines Mantras, die Begriffe, die eine Harmonisierung der beiden Steine bewirken.

Der siebte Tag

- Lassen Sie die Energie der Steine in Ihrem Innern wirken.

Am folgenden Montag erfahren Sie auf die gleiche Art mit zwei anderen Steinen das Wesen eines anderen Zeichens. Auf diese Weise brauchen Sie für den gesamten Tierkreis zwölf Wochen.

Diese Meditation wird Ihnen mit der Zeit immer leichter und angenehmer erscheinen, vielleicht haben Sie am Ende das Gefühl, die ersten Zeichen schlecht integriert zu haben. Wenn das so ist, zögern Sie nicht, sich diese noch einmal zu erarbeiten.

DIE ARCHETYPEN

Mithilfe der beiden folgenden Tabellen können Sie dem Buch eine persönliche Note verleihen, indem Sie dort die Symbole eintragen, die Ihrem Zeichen und Aszendenten entsprechen, oder des Menschen, dem Sie dieses Buch schenken.

Wenn Sie Ihren Aszendenten noch nicht kennen, schauen Sie in astrologischen Ephemeriden nach, wo Sie ihn mithilfe der Uhrzeit und Ihres Geburtsortes finden können.

Diese Tafeln werden Ihnen auch helfen, den Einstieg in die Meditation mit Steinen der westlichen Tradition zu finden.

Geburtsdatum ______________________

Sternzeichen ______________________

Planet ______________________

Die beiden Steine Ihrer Geburt

Stein des Alten Testaments	Stein des Neuen Testaments
______________	______________

Harmonisierung

____

____

____

Datum ______________________

Stunde ______________________

Ort ______________________

Aszendent ______________________

Planet ______________________

Die beiden Steine Ihres Aszendenten

Stein des Alten Testaments	Stein des Neuen Testaments
______________	______________

Harmonisierung

____

____

____

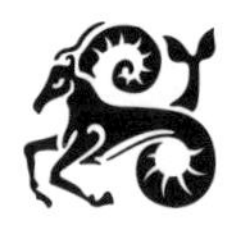

WIDDER

Planet: Mars · Element: Feuer

Steine

Türkis · Roter Jaspis

Harmonisierung

Mut

Wille

Begeisterung

»Ohne Furcht und Tadel«, so könnte die Devise des Widder-Geborenen lauten. Ritterlich eilt er den Unterdrückten zu Hilfe. Er geht mit dem Kopf zuerst drauf los, oft ohne nachzudenken! Das bringt ihm einige Enttäuschungen ein, doch was soll's! Weit davon entfernt, ihn zu entmutigen, regen Hindernisse ihn an, indem sie seiner kämpferischen Seite Auftrieb geben. Vor allem aber sollten Sie ihn nicht beleidigen, denn er ist sehr empfindlich ...

Körperteil: Kopf
Stärken: Kreativität, Ehrlichkeit, Spontanität, Unternehmungsgeist
Schwächen: Impulsivität, Ungeduld, Zynismus, Unbeständigkeit
Harmonisierung: Mut, Wille, Begeisterung

Türkis

- Stein des Alten Testaments -

Basisches Aluminium- und Kupferphosphat
Mohshärte: 5-6

Im Altertum glaubte man, der Türkis käme aus der Türkei, daher sein Name. Man findet ihn u. a. in Persien, Ägypten, Afghanistan, Amerika und China.

Er ist opak, blaugrün oder himmelblau. Wasser, Wärme, Öl oder Trockenheit können seine Farbe verändern. Es gibt viele Türkis-Imitationen: Zahntürkis, Kalkspat, Gips ...

Überlieferung

Die Griechen nannten ihn »kallai« oder »kallallith« von »kalos«, schön und »lithos«, Stein. In Griechenland und der Türkei wurde er oft am Geschirr der Pferde oder Esel befestigt, um sie zu schützen. Man schenkte ihn auch Neugeborenen.

Die Türken nannten ihn »fayrus«, Glücksstein.

Die Pharaonen ließen oft den Skarabäus Kephra aus Türkisen schnitzen. Sein ägyptischer Name war

»Masjkat«, was häufig mit Malachit übersetzt wurde und in den Texten für eine gewisse Verwirrung sorgte. In Indien trug man ihn bei Vollmond als Glücksbringer.

Die Araber sahen in ihm ebenfalls einen Glücksbringer und gravierten Suren des Korans hinein.

Bei den Tibetern, die ihn reichlich zur Herstellung ihrer religiösen Utensilien benutzten, symbolisierte er den Himmel und das Wasser.

Der Kriegsgott der Azteken hieß »Prinz der Türkise« und der Feuergott »Herr der Türkise«.

Die Indianer Nordamerikas benutzten ihn zur Schmuckherstellung. Er war der Stein der Navajos.

In England trug Johann ohne Land, der Bruder von Richard Löwenherz, im 12. Jahrhundert einen Türkis, der ihm angeblich half, Gift aufzuspüren, indem der Türkis die Farbe wechselte.

Heilkräfte

Der Türkis wird zur Stärkung des Herzens verwendet und zur Bekämpfung von Depressionen und Angstzuständen. Es heißt, er wirke wohltuend auf die Leber. Auch zur Linderung von Migräne findet er Verwendung.

Er soll die Willenskraft stärken, Aggressionen beruhigen und vor Unfällen und Gefahr schützen!

Auch die Widerstandskräfte gegen Infektionskrankheiten soll er stärken, und sogar Zügellosigkeit hemmen.

Albertus Magnus behauptete, der Stein sei gut für die Sehkraft, und auch er empfahl den Türkis zum Schutz vor Gefahr.

Psychische und spirituelle Kräfte

Der Türkis war der Stein der Schamanen, durch den man Kontakt mit den Ahnen aufnehmen konnte. Er wurde als heiliger Stein angesehen: Seine blaue Farbe symbolisierte das Blau des Himmels, und so diente er dazu, bei den himmlischen Mächten Fürbitte einzulegen.

Als Schutzstein gegen Schicksalsschläge fördert er Reichtum, Freude und Glück.

Er erleichtert die zwischenmenschliche Kommunikation und hilft, zwischen Gut und Böse zu unterscheiden.

Roter Jaspis

- Stein des Neuen Testaments -

Siliziumdioxyd
Mohshärte: 6–7
Familie der Chalzedonen

Der Name Jaspis kommt aus dem Griechischen und bedeutet »gesprenkelter Stein«. Seine Farbskala reicht von rot bis grün, mit unregelmäßigen braunen Streifen. Man findet ihn u. a. in Brasilien, Frankreich, Deutschland und Indien.

Überlieferung

In der Antike empfahl man, Frauen einen Jaspis ans Bein zu binden, um ihnen die Entbindung zu erleichtern.

Die Inder nannten ihn »der den Regen bringt«.

In einen Silberring eingefasst, diente er den Galliern als Amulett. In Afrika und Indien setzte man ihn gegen Schlangengift ein.

Der heilige Hieronymus bezeichnete ihn als »Stein spiritueller Gnade«.

Es hieß, wenn man den Kopf eines Hundes oder Hirsches in einen Jaspis gravierte, so würde dies seinem Besitzer die Macht verleihen, die Dämonen der Besessenen zu vertreiben.

Außerdem wurde behauptet, der Jaspis schütze vor Schlangen- und Skorpionbissen.

Des Weiteren glaubte man, ein Jaspis mit eingraviertem Skorpion könne Blutstürze stoppen und die Bildung von Blasensteinen verhindern.

Heilkräfte

Jaspis beruhigt und lindert Magenschmerzen.

Er stand früher in dem Ruf, vor dem Ertrinken und Lungenerkrankungen zu bewahren, und wurde auch bei Nieren-, Leber- und Gallenblasenerkrankungen verwendet.

Man schreibt ihm die Fähigkeit zu, Sexualität und Gesamtbefinden zu stärken und anzuregen.

Er wird zur Korrektur von Sehschwächen eingesetzt.

Die Heilige Hildegard empfahl ihn bei Taubheit, Schnupfen, Arthritis und Alpträumen.

Albertus Magnus erklärte, er bewahre seinen Träger vor Unzucht und mache ihn schön, mächtig und unverletzlich, außerdem würde er Blutstürze und Regelblutungen aufhalten und hätte seine fiebersenkende Wirkung.

Psychische und spirituelle Kräfte

Man sagte, er schütze vor negativen Energien und schlüge die Heerscharen der Hölle in die Flucht. Er regt den Geist an, verbessert die Redekunst und ist daher u. a. ideal für Anwälte und Redner. Mithilfe des Jaspis kann man sich des göttlichen Funkens bewusst werden, den man in sich trägt. Er hilft bei der Selbstverwirklichung und dabei, sich nicht um Vorurteile, Tabus usw. zu kümmern. Durch diesen Stein lässt sich Habsucht besiegen, und er hilft, die Gabe der Selbstlosigkeit zu entwickeln. Er wirkt vorwiegend auf den Ätherkörper, den er kräftigt, schützt und für positive Energien durchlässig macht. Er macht auf psychischer Ebene aufgeschlossener.

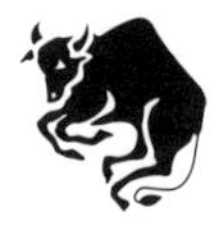

Stier

Planet: Venus · Element: Erde

Steine

Saphir · Saphir

Harmonisierung

Entschlossenheit

Geduld

Beharrlichkeit

Wie der Stier auf seiner Weide, so besitzt der unter diesem Zeichen Geborene Ausdauer in allen Prüfungen und braucht seine Freiheit. Er ist ein Gefühlsmensch, der das Leben in vollen Zügen spüren muss, um es zu genießen. Ist er mit einer Sache beschäftigt, ist seine Konzentrationsfähigkeit so groß, dass nichts und niemand ihn von seinem Ziel abbringen kann. Er besitzt eine starke Präsenz, und sein beruhigendes Wesen weckt Vertrauen. Doch hüten Sie sich vor seinem Zorn: Er kann schrecklich sein.

Körperteile: Hals, Stimmbänder
Stärken: Hartnäckigkeit, Empfindsamkeit, Arbeitsfreude, Ausdauer
Schwächen: nachtragend, besitzergreifend, dickköpfig, wütend
Harmonisierung: Entschlossenheit, Geduld, Beharrlichkeit

Saphir

– Stein des Alten und des Neuen Testaments –

Aluminiumoxyd
Mohshärte: 9
Familie der Korunde

Sein Name soll von einer Insel namens Saphirin kommen, oder aus dem hebräischen »sappir«, was »das Schönste« bedeutet, oder aus dem griechischen »sapheiros«, von Saturn geliebt. Er ist von klarem, mehr oder weniger dunklem Blau. Man findet ihn u. a. in Birma, Australien und Indien.

Überlieferung

Im alten Ägypten symbolisierte der Saphir Gerechtigkeit und Wahrheit und wurde mit der Göttin Maat in Verbindung gebracht. Die Hohepriester trugen einen Saphir auf der Brust.

Im Buch Henoch sind die Gewänder der Ophannims mit Saphiren geschmückt. König Salomon benutzt den Saphir als Konzentrationshilfe, und das erste »Siegel Salomons« soll aus einem Saphir gefertigt gewesen sein. In der Vision des Ezechiel erscheint Gott auf einem Saphirthron. Die Gesetzestafeln, die Moses von der Gottheit erhielt, sollen in einem Saphir eingraviert gewesen sein. Ein speziell diesem Zweck geweihter Saphir wurde, zum Zeichen der Vereinigung zwischen Gott und seinem Volk, im Allerheiligsten aufbewahrt. Er ist der Stein der Kabbalisten, der Mystiker, und hilft, die Geheimnisse der Thora zu ergründen.

In der griechisch-lateinischen Welt war er der Stein Jupiters, des »Gottes der Götter«.

In Indien, wo man ihn »sauritna« nannte, stellte der Saphir eine himmlische Träne dar, einen Tropfen Göttlichkeit. Auch war er der vierte Stein in der magischen Halskette Vishnus. In der ayurvedischen Medizin half der Saphir Nervenkrankheiten, Augenprobleme, Nierenleiden und Depressionen zu behandeln. Man trug ihn außerdem als Amulett gegen Gelenkschmerzen. Die Singhalesen schützte er vor dem bösen Blick.

Der mongolische Herrscher Akbar besaß Armbänder aus Saphir.

Die Perser glaubten, er bestehe aus einem Tropfen Amrita, dem Unsterblichkeitstrank, dem göttlichen Trank ewiger Jugend.

Unsere Urahnen verwendeten ihn zum Hellsehen und für Prophezeiungen.

Viele Feenstäbe, so sagt man, seien aus Saphir gewesen.

Als der heilige Georg den Drachen besiegte, trug er eine Rüstung aus Saphir.

Nach Ansicht des Heiligen Hieronymus zog der Saphir das Wohlwollen der Prinzen auf sich, befreite aus Gefangenschaft, vereitelte Verschwörungen, neutralisierte Zaubereien und konnte den Zorn Gottes besänftigen.

Seit Papst Innozenz III. tragen alle Kardinäle einen Saphir am rechten Ringfinger.

Kaiser Karl der Große ließ sich mit den zwei großen Saphiren bestatten, denen er seine ruhm- und siegreiche Regentschaft verdankte.

Heilkräfte

Epiphanius behauptete, der Saphir heile Geschwüre. Anderen Quellen zufolge entfernt er Furunkel und stoppt Blutstürze.

Im Mittelalter trug man ihn als Talisman gegen Pest, Gift, Kopfschmerzen, Augenkrankheiten und Hexerei.

Er dient zur Linderung von Migräne und Schlaflosigkeit. In Pulverform gilt er als Gegengift.

Das Tragen eines Saphirs verleiht Kraft.

Es heißt, er könne bei der Behandlung von Neurosen und psychischen Störungen helfen.

Albertus Magnus erklärte, er habe gesehen, wie der Saphir Geschwüre heilte. Seiner Meinung nach konnte er auch Blutungen zum Stillstand bringen, Kopf- und Zungenschmerzen lindern und den Körper kräftigen.

Psychische und spirituelle Kräfte

Der Saphir steht für den Vater, die Unsterblichkeit, den Himmel, die Übertragung spiritueller Kraft. Er verkörpert die harmonische Verbindung zwischen den Menschen, Freundschaft und Frieden. Er fördert Selbstvertrauen und Fantasie und ermöglicht die Verwirklichung der Wünsche.

Man sagt, er entfalte unsere übersinnlichen Fähigkeiten, unsere Fantasie und Kreativität und rege die Intuition an.

Er ist der Stein der Hingabe, dessen Strahlen die göttliche Welt erhellen.

Zur Förderung guter Beziehungen und Entwicklung von Freundschaft war es Sitte, einen Saphir zu verschenken.

Man sagt, er helfe die Schönheit in allen Dingen zu erkennen.

Er ermöglicht die Entwicklung der eigenen Identität und hilft, die Wahrheit über sich selbst herauszufinden.

Mit seiner Hilfe schützt man sich vor fremdem Einfluss.

Nach Hildegard von Bingen hilft der Saphir, unsere Intelligenz zu entwickeln und den Geist zu reinigen, und auch für Exorzismuszeremonien empfahl sie einen Saphir.

Albertus Magnus behauptete, der Saphir würde den Menschen keusch machen und die innere Glut erkalten lassen. Außerdem sollte er gottesfürchtig machen und Versöhnungen fördern.

Zwillinge

Planet: Merkur · Element: Luft

Steine

Roter Jaspis · Chalzedon

Harmonisierung

Kommunikation

Anpassungsfähigkeit

Relativierung

Zwillinge ist ein doppeltes Zeichen, und der in diesem Zeichen Geborene muss sich häufig mit widersprüchlichen Verhaltensweisen auseinandersetzen. Er durchlebt Zeiten der Reizbarkeit und Depression, doch, wie Hermes mit den geflügelten Füßen, ist er ein wahrer Bote mit viel Sinn für Kommunikation und Versöhnung. Oft zwischen zwei Seiten hin- und hergerissen, bedient er sich, sobald er seinen Weg gefunden hat, seiner Intelligenz, um voranzukommen. Vor allem darf man nicht versuchen, ihn einzuengen - er braucht viel Freiheit!

Körperteile: Atem- und Nervensystem
Stärken: Redegewandtheit, Spontanität, Tatkraft, Aufgeschlossenheit
Schwächen: Unbeständigkeit, Oberflächlichkeit, Sarkasmus, Einbildung
Harmonisierung: Kommunikation, Anpassungsfähigkeit, Relativierung

Roter Jaspis

- Stein des Alten Testaments -

Siliziumdioxyd
Mohshärte: 6–7
Familie der Chalzedone

Sein Name kommt aus dem Griechischen, »iaspis«, und bedeutet »gesprenkelter Stein«. Seine Farbskala reicht von rot bis grün, mit braunen unregelmäßigen Streifen. Man findet ihn u. a. in Brasilien, Frankreich, Deutschland und Indien.

Die Überlieferungen, die diesen Stein betreffen, und seine physischen, psychischen und spirituellen Kräfte gelten auch für das Himmlische Jerusalem und wurden bereits ausgeführt (s. Seite 11 ff.).

Chalzedon

- Stein des Neuen Testaments -

Siliziumdioxyd
Mohshärte: 6–7

Sein Name soll von »Bithynien«, dem Namen einer Stadt in Kleinasien, oder von »Khalkedon«, dem Namen einer griechischen Stadt, kommen. Es ist ein durchscheinender bläulicher Stein, der die bindende Schicht des Achat bildet. Dies macht ihn symbolisch zu einem Stein, der verbindet. Man findet ihn u. a. in Brasilien, Indien und Madagaskar.

Überlieferung

In der Antike wurde der Chalzedon zur Schmerzlinderung bei Skorpionbissen und auch zur Wunscherfüllung eingesetzt.

Die Legende erzählt, Pyrrhus habe einen Chalzedon besessen, auf dem die neun Musen und Apollo mit seiner Lyra in der Hand eingraviert waren (Plinius, *Historia Naturalis*). Im alten Rom wurde er »Leucachat« genannt und war Diana geweiht.

Die Inder glaubten, einen Chalzedon bei sich zu tragen, würde helfen, einen Rechtsstreit zu gewinnen.

Im Mittelalter benutzte man ihn als Schutzstein, und die Exorzisten trugen ihn in einem Säckchen um den Hals.

Er wurde mit dem heiligen Stephan in Verbindung gebracht, in Erinnerung an sein Martyrium.

Die Seeleute trugen ihn bei Sturm als Talisman.

Marbod, Bischof von Rennes erklärte, der Chalzedon würde Gallenblasenerkrankungen heilen.

Manche behaupteten, er mache fruchtbar und verführerisch und könne Schlangenbisse heilen. Er stand in dem Ruf, die mündliche Ausdrucksweise und die Kunst der Rhetorik zu verbessern.

Heilkräfte

Der Chalzedon dient der Stärkung und zur Behandlung von Sehschwächen und auch zur Bekämpfung von Lungenkrankheiten wurde er eingesetzt.

Er steht im Ruf, den Menschen die Angst vor dem Wasser zu nehmen. Man schreibt ihm blutreinigende und entgiftende Kräfte zu, und er dient als Gegengift.

Es heißt, er rufe hellseherische Träume hervor, besonders in der Johannisnacht.

Die Heilige Hildegard von Bingen versichert, dass der Chalzedon vor Krankheiten - besonders im Bereich der Arterien - schützt, die durch unterdrückte Wut hervorgerufen werden.

Albertus Magnus machte die Erfahrung, dass der Stein die körperlichen Kräfte schont.

Psychische und spirituelle Kräfte

Der Chalzedon hilft, Abstand zu gewinnen, und bekämpft die Neigung, sich an oberflächlichen Dingen festzuhalten.

Mithilfe dieses Steins kann der Mensch lernen, die eigenen Emotionen zu beherrschen und Demut zu entwickeln.

Er schenkt innere Ruhe und Frieden und emotionales Gleichgewicht. Der »Augenachat« wird mit dem dritten Auge in Verbindung gebracht und regt die Gabe der Hellsichtigkeit an.

Er befähigt dazu, Verachtung zu ertragen.

Man sagt, mit seiner Hilfe könne man lernen zu unterscheiden zwischen dem, was man ist, und dem, was man sein möchte.

Mit seiner Hilfe lassen sich die positiven Seiten der Persönlichkeit stärken und Erfolg und die positiven

Kräfte fördern – d. h. er besänftigt Erregbarkeit, Zorn und Empfindlichkeit.

Man setzt ihn bei Exorzismus-Riten ein und auch, um Gespenster und böse Geister zu vertreiben.

Hildegard von Bingen lehrte, dass der Chalzedon bei Auseinandersetzungen mit anderen hilft, vor Zorn bewahrt und seinen Träger vor ungerechten Angriffen schützt.

Albertus Magnus empfahl, einen Chalzedon um den Hals zu tragen, um vor Halluzinationen und Depression geschützt zu sein.

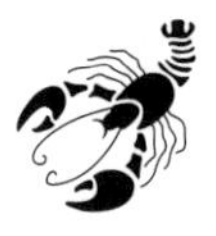

Krebs

Planet: Mond · Element: Wasser

Steine

Rubin – Smaragd

Harmonisierung

Vorsicht

Intuition

Ergebenheit

Sehr angepasst, legt der Krebs-Geborene vor allem Wert auf seine Vergangenheit und liebt es, in seinen Erinnerungen zu schwelgen. Er zieht es vor, in einem selbst gebauten Universum zu leben, in dem sein Geist umherwandern kann. Der Krebs hat ein sehr zurückhaltendes Wesen, und sein Gleichgewicht hängt stark von seiner Umgebung ab. Er braucht sein geheimes Kämmerlein. Erzwingen Sie also auf gar keinen Fall den Zutritt! Wenn es Ihnen gelingt, den Krebs zu zähmen ohne ihn anzubinden, wird er seine Träume mit Ihnen teilen.

Körperteile: Verdauungsapparat,
Lymphgefäße, Brust, Gebärmutter
Stärken: Sensibilität, Hilfsbereitschaft,
Beharrlichkeit, Feinfühligkeit
Schwächen: Melancholie, Passivität,
Unentschlossenheit, Launen
Harmonisierung: Vorsicht,
Intuition, Ergebenheit

Rubin

- Stein des Alten Testaments -

Aluminiumkristalle
Mohshärte: 9
Familie der Korunde

Der Name kommt aus dem Lateinischen, »rubeus«, rötlich; in der Antike wird er auch »Karfunkel« genannt. Es ist ein durchsichtiger Stein von kräftigem Rot, das durch Chromoxyd entsteht. Die schönsten Rubine kommen aus Indien, Birma und Tansania.

Überlieferung

Die Menschen der Antike behaupteten, er leuchte in der Dunkelheit wie glühende Kohlen, weshalb man ihm auch den Namen »carbunculum«, kleine Kohle, gab.

Die Griechen sagten, er gleiche dem Feuer, das ihm jedoch nichts anhaben könne. Epiphanus glaubte, der Rubin könne nicht gestohlen werden, denn sein Strahlen durchdringe die Kleidung des Diebes.

In Indien steht der Rubin mit der Sonne und dem Auge in Verbindung. Einer Hindulegende zufolge entstand der Rubin aus dem Blut einer Maharani, die von einem eifersüchtigen Höfling erdolcht wurde - ihr Blut soll über einen Diamanten geflossen sein. Die Birmaren glauben, Rubine, die auf der Stirn oder im Nasenflügel getragen werden, würden vor Krankheit schützen.

Im Mittelalter nannte man alle roten Steine Anthrax. Man glaubte, das Auge der Drachen und das Horn der Einhorne wären aus Rubin. Innozenz III., Papst im 12. Jh., behauptete, der Rubin bringe Ruhe und Geduld, andere hingegen lehrten, er mache nervös und aggressiv. Es hieß, bei einem Rubin, der einem Kranken gehörte, würde die Farbe trüber. Hildegard von Bingen sagte: »Der Rubin ist ebenso selten wie eine Sonnen- oder Mondfinsternis, und seine Macht ist mit viel Sorgfalt und Vorsicht zu gebrauchen.«

Es war der Lieblingsstein der Kaiserin Katharina von Russland.

Heilkräfte

Es heißt, der Rubin würde helfen, mit seinen Kräften hauszuhalten. Man spricht ihm die Kraft zu, Bauchschmerzen und Durchfall zu lindern, schätzt seine Wirksamkeit bei der Heilung von Infektionskrankheiten und verwendet ihn, um vergiftete Luft zu reinigen.

Er wird zur Bekämpfung von Arthritis und Arthrose eingesetzt und steht ebenfalls im Ruf, Kopfschmerzen zu lindern.

Er schützt vor Stress und Depressionen und hilft bei Anämie, Schüchternheit und mangelndem Selbstvertrauen.

Autoritären, impulsiven und aggressiven Menschen, die ihre Leidenschaften noch nicht unter Kontrolle haben, wird empfohlen, keine Rubine zu tragen.

Psychische und spirituelle Kräfte

Der Rubin ist das Symbol der Liebe.

Er stärkt die Seele derer, die auf der Suche nach Spiritualität sind.

Er hilft, den Prüfungen des Lebens in Ruhe, Frieden, Gelassenheit und Tüchtigkeit entgegenzutreten.

Er soll die Wahrheit beweisen und Recht gebieten können und diejenigen, die ihn tragen, vor bösen Geistern und Unglück schützen. Hildegard von Bingen lehrte: »Überall, wo sich ein Rubin befindet, können die bösen Geister nicht wirken. Sie fliehen den Rubinstein.«

Smaragd

– Stein des Neuen Testaments –

Aluminium- und Berylliumsilikat
Mohshärte: 7–8
Familie der Beryllе

Sein Name kommt von der griechischen Bezeichnung »smaragdos«, was »grüner Stein« bedeutet. Der Smaragd ist ein grüner durchsichtiger Stein, dessen Farbe durch Chrom und Vanadium hervorgerufen wird. Er hat die Form eines sechsflächigen Prismas und wird u. a. in Kolumbien, Pakistan, Indien und Madagaskar gefunden.

Überlieferung

In der Antike trug man Smaragde als Glücksbringer; außerdem sagt man ihm nach, Kindersegen zu fördern. Auch in der Behandlung von Augenkrankheiten fand er Anwendung. Im weiteren, symbolischen Sinne half er den Propheten und Hellsehern, in die Zukunft zu schauen.

Die Perser bedeckten Geschwüre mit Smaragdasche, die sie auch bei Magenschmerzen und Verdauungsbeschwerden einsetzten.

In Ägypten war der Smaragd Serapis geweiht, dem Prinzip der Fruchtbarkeit und des Lebens, und auch der Kleopatra.

Auf der »Tabula Smaragda«, der Smaragdtafel des Hermes Trismegistos, war das Wissen um alle Dinge eingraviert. Aristoteles behauptete, der Smaragd könne vor Stürzen bewahren.

Der Smaragd war der Venus geweiht, weshalb man ihn häufig am Freitag, dem Tag der Göttin, trug. Eine Säule des Herkulestempels soll aus einem einzigen Smaragd bestanden haben. Cäsar sammelte Smaragde wegen ihrer Heilkraft. Nero beobachtete die Hinrichtung der ersten Christen durch einen Smaragd. Die Indianer Nordamerikas verwendeten ihn als Gegengift und zum Reinwaschen von Sünde.

Bei den Azteken waren die Augen der großen Jaguare - das Symbol der Mondgöttin - aus Smaragden. Der Smaragd war Teil des prächtigen, grünen Federschmuckes der Göttin Xochiquetzal.

In Indien glaubte man, mithilfe des Smaragds Unsterblichkeit zu erlangen.

Ein Smaragd zierte die Stirn Luzifers. Übrigens sollen in der Hölle die Augen der Wahnsinnigen grün sein. Der Erzengel Michael besiegte Luzifer und ließ den Smaragd ins Meer fallen. Seeleute fischten ihn heraus und schliffen ihn zu einem Kelch mit hundertvierundvierzig Facetten, dem heiligen Gral. Die Königin von Saba schenkte diesen Kelch Salomon. Jesus verwendete ihn bei den Essenern, um seine Zukunft darin zu lesen, und später beim Abendmahl. Joseph von Arimathia nahm ihn und sammelte darin das Blut Christi; dann brachte er ihn nach England, wo er die ritterlichen Initiationsfahrten ins Leben rief.

Ein Smaragd schmückte die Stirn der Druidinnen.

Im Mittelalter hatte der Smaragd den Ruf, aphrodisische Eigenschaften zu besitzen. Außerdem und widersinnigerweise betrachtete man ihn als Keuschheitsstein.

Der Hosenschlitz Gargantuas war von einem Smaragd von der Größe einer Orange eingefasst.

Die Krone Karls des Großen und die der lombardischen Könige waren mit Smaragden geschmückt.

In der katholischen Religion ist er der Stein des Papstes.

Es hieß, er bewahre Jugend und Schönheit. (Diana von Poitiers hatte es angeblich einem Smaragdring zu verdanken, dass sie bis ins hohe Alter ihre außergewöhnliche Schönheit bewahren konnte.)

Manchmal hieß es, er bringe Unglück, beispielsweise im Fall des Juweliers an der Place Vendôme[3] von 1960, der, nachdem er einen Unglück bringenden Smaragd erstanden hatte, schnell Konkurs machte.

Heilkräfte

Der Smaragd ist Symbol für die Inkarnation des göttlichen Funkens. Man vergleiche ihn mit der weiblichen Gebärmutter. Er regt die Lebenskraft und Fruchtbarkeit an. Er fördert die Beherrschung der sexuellen Kräfte, die er integriert und in den Dienst der Liebe stellt. Er ermöglicht es, sich der Sensibilität des anderen zu öffnen.

Plinius behauptete, in Rom werde er benutzt, um müde Augen zu erfrischen.

Der Smaragd, so sagt man, verbessere das Gedächtnis, entwickele die Intelligenz, helfe gegen Schlaflosigkeit und verjage Alpträume.

Für Albertus Magnus hatte er eine belebende Wirkung. Seiner Meinung nach war er ein wirksames Mittel gegen physische Müdigkeit. Bei Epilepsieanfällen benutzte er ihn auf die gleiche Art wie Hildegard von Bingen, die riet, dem Epileptiker während des Anfalls einen Smaragd in den Mund zu schieben. Sie benutzte ihn auch zur Behandlung von Engegefühl in der Brust, Darmstörungen, Arterienentzündungen und Rheuma.

Psychische und spirituelle Kräfte

Der Smaragd ist der Stein der Erkenntnis und des Wissens, der die vollkommene Vereinigung zwischen Körper und Geist ermöglicht. Er wird als Symbol der Lebens- und der Heilkraft angesehen.

Er hilft, Empfindungen auszudrücken.

Er ist das Symbol für Weisheit, Spiritualität, geheime Kenntnisse und die Verwirklichung der menschlichen Erlösung.

Besitzergreifende, selbstherrliche Menschen werden durch den Smaragd verändert.

Er verkörpert Keuschheit, die sich nicht durch Instinkte und egozentrische Kräfte beeinflussen lässt.

Er beruhigt und schafft inneren Frieden und Harmonie zwischen physischer, intellektueller und emotionaler Ebene.

Empfänglichkeit, Intuition und Empfindsamkeit wurden durch den Smaragd gefördert, der auch hellseherische Fähigkeiten begünstigt. Er eröffnet neue Bewusstseinsdimensionen. Während ritueller magischer Beschwörungen legte man ihn häufig unter die Zunge.

Er verkörpert das ursprüngliche, ruhige und fruchtbare Wasser.

Es wird davon abgeraten, ihn gemeinsam mit anderen Steinen zu tragen.

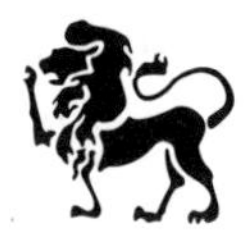

Löwe

Planet: Sonne · Element: Feuer

Steine

Topas · Sardonyx

Harmonisierung

Wille

Kraft

Ausstrahlung

Was ist dieser Löwe-Geborene doch für ein Verführer! Er liebt es, zu glänzen und seine Umwelt zu betören, und selbst wenn Sie ihn ein wenig narzisstisch finden, schwach werden Sie doch! Er ist dermaßen großzügig, dass er häufig wohltätigen Werken vorsteht. Es gibt zwei Arten von Löwen: Der erste, der Herakles-Typ, verströmt eine große Lebenskraft und weicht vor keinem Hindernis zurück, um sich durchzusetzen; der zweite, der Apollo-Typ, ist elegant, vornehm, ein wenig theatralisch. Sind Sie der/die Erwählte seines Herzens, so wird der Löwe Ihnen bedingungslose Liebe schenken.

Körperteile: Herz, Kreislauf, Rücken
Stärken: Großzügigkeit, Charisma,
Ehrlichkeit, Intensität
Schwächen: Egozentrik, Strebertum,
Herrschsucht, Eitelkeit
Harmonisierung: Wille, Kraft, Ausstrahlung

TOPAS

- Stein des Alten Testaments -

Aluminiumsilikat, Fluor, Eisenoxyd
Mohshärte: 8

Sein Name wird von der Insel »Topazos« im Roten Meer abgeleitet, die im Altertum wegen des Nebels, der sie umgab, schwer erreichbar war - »topazion« bedeutete im Griechischen »suchen« -, oder Topas stammt von dem Sanskrit-Wort »tupas«, »Feuer«. Am häufigsten ist der gelbe Topas, doch gibt es ihn auch in anderen Farben, vor allem in Blau. Man findet ihn u. a. in Brasilien, Indien, Japan und Russland.

Überlieferung

Der gelbe Topas heißt auch »Goldtopas«. Der Topas der Apokalypse war ein gelber Topas, den man »Goldmagnet« nannte.

Plinius bezeichnete ihn als »Kraftstein«, denn er förderte Optimismus und Willenskraft.

Der Apostel Andreas soll einen mit einem Topas geschmückten Ring getragen haben, als Symbol der Gerechtigkeit.

In Indien verwendete man ihn, um Weisheit, Unterscheidungsfähigkeit und gute Gesundheit zu fördern.

Im Mittelalter benutzte man den Topas dazu, herauszufinden, ob unter die Nahrung Gift gemischt war.

Der Kaiser Maximilian I. stand im Ruf, einen Topas mit den Fingern zermalmen zu können.

Im 15. Jh. soll ein Topas die Pest in Rom besiegt haben.

Erhitzt man den Topas, wird er rosa. Diese Methode wurde 1750 in Paris durch den Juwelier Dumelle entdeckt.

Der Bragança, der die portugiesische Krone schmückt und von dem man glaubte, er sei ein 1680-karätiger Diamant, ist in Wahrheit ein farbloser Topas.

Heilkräfte

Der Topas wird bei Müdigkeit angewandt, denn er soll stimulierend auf den Geist wirken und die intellektuellen Fähigkeiten fördern. Er begünstigt auch Konzentration und Kreativität.

Er wird zur Bekämpfung von Unfruchtbarkeit eingesetzt.

Man hält ihn für ein Aphrodisiakum und für ein Mittel gegen Hitzewallungen in den Wechseljahren.

Es wird ihm nachgesagt, Konzentrationsfähigkeit zu fördern und das Gedächtnis zu verbessern.

Er hilft gegen Schlaflosigkeit und Depression.

Bei der Behandlung von Augenkrankheiten empfiehlt man ihn gegen Bindehautentzündung und Weitsichtigkeit.

Man verordnet ihn auch bei Durchblutungsstörungen in Armen und Beinen.

Es heißt, der Topas erleichtere die Vernarbung von Wunden (äußeren und inneren).

Er wird dem Solarplexus zugeordnet.

Die Heilige Hildegard von Bingen erklärte, das beste Heilmittel bei Augenleiden sei eine Zubereitung auf Topas-Basis.

Albertus Magnus verordnete ihn zur Behandlung von Hämorrhoiden.

Psychische und spirituelle Kräfte

Der Topas entfaltet Frohsinn, Lebensfreude, Optimismus und Glück.

Er steht für Liebe und Freundschaft und fördert Ehrlichkeit, Loyalität, Treue und Standhaftigkeit.

Er hilft dem Menschen auf dem Weg ins Licht und ermöglicht ihm, das geheime, innere Wesen zu entdecken. Diese Erkundung ist oft schwierig, so wie es für die Seeleute schwierig war, die von Nebeln verborgene und von Winden umtoste Insel Topazos zu finden.

Man setzt ihn ein, um die in unserem Inneren verborgenen Möglichkeiten zu entwickeln und die Fehler der Vergangenheit wiedergutzumachen. Er erleichtert Entspannungs- und Meditationsübungen und fördert Intuition und hellseherische Fähigkeiten.

Er ist das Symbol der vier Kardinaltugenden: Weisheit, Tapferkeit, Besonnenheit, Gerechtigkeit.

Mit seiner Hilfe kann man seine Gedanken von übertriebener Rationalität freihalten.

Man sagte, man könne durch diesen Stein die Realität einer Existenz nach dem Tod erkennen.

Menschen mit Glaubensproblemen wird der Topas empfohlen, da er mit der christlichen Energie in Verbindung steht, die dem Menschen auf dem Weg zurück zu Gott hilft.

Dieser Stein verpflichtet dazu, den Weg der Selbstverwirklichung zu beschreiten. Er hilft, sich von materiellen Gütern und dem Wunsch nach Macht zu lösen.

Nach der Heiligen Hildegard von Bingen sollte das Tragen eines Topas vor dem Bösen schützen. »Der Topas erschreckt alle bösen Geister und lässt sie fliehen ... So können sie nichts Unangenehmes tun«.

Sardonyx

- Stein des Neuen Testaments -

Siliziumdioxyd
Mohshärte: 7
Familie der Achate

Der Name Sardonyx stammt von »nyx«, dem griechischen Namen der Göttin der Urfinsternis. Es ist eine Onyxart, mit parallel verlaufenden Längsstreifen in kontrastierender Farbe, oft schwarz, weiß oder rot. Er kommt vor allem aus Indien und den arabischen Ländern.

Überlieferung

In der Antike war der Sardonyx ein schützender Talisman. Die Menschen früherer Zeiten behaupteten, er sei in der Lage, die geistigen Fähigkeiten zu mehren und harmonische eheliche Beziehungen zu fördern.

Die Ägypter besaßen Skarabäen aus Sardonyx.

Der Bischof von Mainz, Raban Maur, ein berühmter Mönch, der im 11. Jh. lebte, behauptete, dass der Sardonyx des großen Brustschildes aus den drei klassischen Farben - Weiß, Rot und Schwarz - zusammengesetzt war, die die heilige Dreifaltigkeit symbolisierten.

Ein italienischer Kardinal besaß eine 46 x 30 cm große Kamee aus Sardonyx. Sie ist heute im Besitz des Vatikans. Sie zeigt Bacchus und Ceres auf einem Streitwagen stehend, der von zwei männlichen und zwei weiblichen Zentauren gezogen wird.

Die 23 x 20 cm große Kamee der Krönung des Augustus stellt den Kaiser auf seinem Thron dar.

Heilkräfte

Der Sardonyx wird zur Bekämpfung von Brustschmerzen und Herzrhythmusstörungen empfohlen.

Man verschreibt ihn gegen Durchfall und Austrocknung des Körpers. Er besitzt beruhigende und entspannende Eigenschaften.

Es heißt, er könne den Lebensrhythmus von Menschen regulieren, deren biorhythmische Phasen durcheinandergeraten sind.

Außerdem soll dieser Stein die Widerstandskraft gegen äußere Aggressionen stärken und eine schnelle Heilung fördern.

Hildegard von Bingen sagte: »Wenn jemand plötzlich verrückt wird und viel schwitzt, muss er einen Ring mit einem Sardonyx tragen, und der Irrsinn wird verschwinden.«

Psychische und spirituelle Kräfte

Der Sardonyx fördert Autorität, persönliche Ausstrahlung, Selbstbeherrschung und ritterliches Verhalten anderen gegenüber.

Mit seiner Hilfe kann man seine wahre Identität finden und sich dem Einfluss der anderen entziehen. Er hilft auch, Eitelkeit, Aggressivität und gewalttätiges Verhalten zu beherrschen.

Dieser Stein ist in der Lage, die Verwirklichung von Plänen und Ideen zu fördern.

Er hilft, sich der göttlichen Ebene zu nähern, Ereignisse in neuem Licht zu sehen.

Mithilfe des Sardonyx wird es leichter, die Kraft der Liebe nicht für sich selbst, sondern für den Dienst an den anderen einzusetzen. Außerdem ermöglicht er die Verwirklichung des Barmherzigkeitsprinzips: »Liebet einander.«

Er wird zur Bekämpfung von Hochmut, Tyrannei und Arroganz eingesetzt.

Der Sardonyx gilt als Symbol für spirituelle Fruchtbarkeit.

Man bedient sich seiner, um die Suche nach Einheit und menschlicher Brüderlichkeit zu beginnen.

Die Heilige Hildegard von Bingen behauptete, dass er die Intelligenz mehre und erlaube, sich dem Zorn, der Dummheit und dem Ungehorsam zu entziehen. Sie behauptete ebenfalls, er helfe Leidenschaften zu beherrschen: »Falls man, ob Mann oder Frau, so beschaffen ist, dass man die körperliche Vereinigung stark ersehnt, so lege man sich einen Sardonyx ins Kreuz oder, falls man eine Frau ist, auf den Nabel. So hat man ein Mittel gegen die Sinnenlust.«

Albertus Magnus sagte, dieser Stein bewahre vor Unzucht und mache den Menschen keusch und schamhaft.

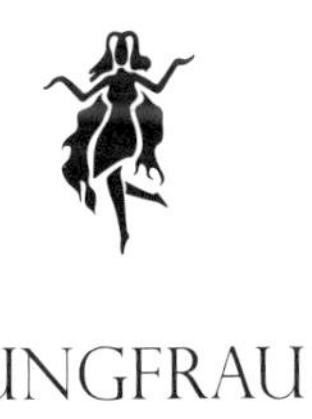

Jungfrau

Planet: Merkur · Element: Erde

Steine

Amethyst · Sarder

Harmonisierung

Ordnung

Objektivität

Rechtschaffenheit

Eines der Merkmale der Jungfrau ist, dass sie ebenso zurückhaltend und bescheiden ist wie das Veilchen, das sich im Wald versteckt. Ihre Ergebenheit kennt keine Grenzen, und ihre Selbstlosigkeit bringt sie dazu, sich für andere aufzuopfern. Die Jungfrau ist ein intellektuelles Zeichen, analytisch und genau, manchmal bis ins Extrem. Arbeit kann sie nicht schrecken, Unordnung ist ihr ein Greuel. Doch täuschen Sie sich nicht: Unter dem Äußeren einer »braven Jungfrau« verbirgt sich manchmal eine »irre Jungfrau«, und dann ist Achtung geboten vor Hemmungslosigkeit aller Art!

Körperteil: Magen-Darm-Bereich
Stärken: Besonnenheit, Selbstlosigkeit, Ordnungssinn, Sparsamkeit
Schwächen: Empfindlichkeit, Beeinflussbarkeit, Überempfindlichkeit, Verschlossenheit
Harmonisierung: Ordnung, Objektivität, Rechtschaffenheit

Amethyst

- Stein des Alten Testaments -

Siliziumdioxyd

Mohshärte: 7

Familie der Quarze

»Amethyst« kommt aus dem Griechischen, von »methy«; das ist der Name eines berauschenden Weines, Stamm von »amathustein«, nicht betrunken. Es ist ein rotvioletter Kristall, dessen Farbe vom Manganoxyd herrührt. Es gibt einen rosafarbenen Amethyst, der im Französischen »paupière de Vénus«, Venuslid, genannt wird. Man findet ihn u. a. in Russland, Brasilien, Uruguay und Madagaskar.

Überlieferung

Der Amethyst ist der Stein der Exorzisten, der auch zum Schutz gegen negative Energien eingesetzt und der Königswürde und der herrschaftlichen Macht zugeordnet wurde.

Der Legende von Atlantis zufolge beschützte der Amethyst die Wächterinnen der Kristalltempel.

Um Schlaflosigkeit und Alpträume zu verhindern, legten ihn die Menschen früherer Zeiten unter das Kopfkissen. Um die Deutung der Träume zu vereinfachen, banden sie ihn an das linke Handgelenk.

In Ägypten trugen die Soldaten Skarabäen aus Amethyst, die sie vor Angst und Tod schützten.

Die Perser legten ihn auf den Magen; er sollte vor Trunkenheit schützen.

Die Griechen schnitten Kelche aus Amethyst, da diese in dem Ruf standen, die berauschende Wirkung des Weines zu unterbinden.

Eine alte Legende sah im Amethyst eine Nymphe, die sich in den Gott des Weines verliebte. Als er sie verschmähte, siechte sie dahin und wurde zu einem Stein, der die Wirkung des Weines aufhebt.

Eine andere Legende erzählt, dass Bacchus die Nymphe Amethyst liebte, Jupiter sie aber, um eine nicht standesgemäße Heirat zu verhindern, sehr zur Verzweiflung des Bacchus in einen Stein verwandelte. Die Liebe des Gottes machte daraus einen Tugendstein, Symbol der himmlischen Macht.

Seitdem, so sagt die Legende, bleibt derjenige, der einen Amethyst bei sich trägt, von Trunkenheit und anderen, durch übermäßigen Weingenuss hervorgerufenen Übeln verschont.

Es gab eine Zeit, da sollen die Adler einen Amethyst in ihren Horst gelegt haben, um ihre Jungen vor Schlangen zu schützen.

Zur Zeit der Kreuzzüge befestigte man ihn als Schutz am Rosenkranz. Im Mittelalter benutzte man ihn als Talisman zum Schutz vor schwarzer Magie. Man verwendete ihn auch, um Parasiten, Flöhe, Zecken, Läuse loszuwerden. Es hieß, er würde Muttermale zum Verschwinden[4] bringen.

1534 soll der schwer kranke Papst Klemens VII. durch Amethystpulver gerettet worden sein.

Er war der Lieblingsstein der Margarete von Frankreich, der Gattin Heinrich IV.

Die Bischöfe tragen einen Ring mit eingefasstem Amethyst am rechten Ringfinger und ein lila Käppchen.

Die tibetanischen Mönche benutzen Gebetsketten aus Amethyst, um sich zu konzentrieren und unreine Gedanken zu vertreiben, die ihre Keuschheit bedrohen könnten.

Früher legte man Kindern einen Amethyst zum Schutz um den Hals, aber auch um ihre Ergebenheit und ihren Gehorsam zu vergrößern.

Heilkräfte

Man benutzt den Amethyst gegen Vergiftungen (Alkohol, Drogen, Tabak ...).

Es heißt, er bewahre vor Exzessen, vor allem im Bereich der Ernährung, und er begünstige die Ausscheidung von Giften.

Auch in der Behandlung von Kopfschmerzen, Verbrennungen, Leber- und Augenerkrankungen und des Blutkreislaufs findet er Anwendung. Im Zimmer aufgestellt, kann er eine ruhige und entspannte Atmosphäre schaffen und so Stress und Hektik beseitigen.

Außerdem soll er die körpereigenen Abwehrkräfte stärken.

Es heißt, Lern- und Aufnahmefähigkeit würden durch das Tragen eines Amethysten erhöht.

Man sagt ihm auch nach, Aggressionen und Zorn zu besänftigen.

Die Heilige Hildegard setzte ihn örtlich zur Behandlung von entzündlichen Verletzungen und Spinnenbissen ein: »Schlangen und Vipern meiden diesen Amethyststein und fliehen den Ort, an dem sie ihn sehen.« Albertus Magnus behauptete: »Er bekämpft Trunkenheit, hält wach, wirkt schlechten Gedanken entgegen und lässt uns Erkennbares besser verstehen.«

Psychische und spirituelle Wirkung

Der Amethyst hilft, von materiellen Nichtigkeiten Abstand zu gewinnen; er ist der Stein des Egoverzichts.

Den Meditierenden bewahrt er vor mystischem Wahn; er schützt vor »mystischer Trunkenheit«, in der man den Sinn für die Wirklichkeit verliert, und vor spiritueller Überheblichkeit.

Er fördert Meditation, Konzentration und spirituelles Wachstum. Er erleichtert Kreativität und Visualisation.

Das Tragen eines Amethystes verleiht Selbstbeherrschung und Weisheit.

Außerdem soll er ein guter Schutz gegen Feindseligkeiten und Boshaftigkeiten der Umwelt sein.

Das Gleichgewicht zwischen zwei Polen, dem spirituellen und dem materiellen, wird, so hieß es, durch den Amethyst gewahrt.

SARDER

- Stein des Neuen Testaments -

Siliziumdioxyd, Eisenhydrat
Mohshärte: 7
Familie der Achate

Sein Name kommt aus dem Persischen von »serd«, rot oder, nach Ansicht des Plinius, von »Sardes«, einer Stadt Kleinasiens, oder auch vom griechischen »sarx«, Fleisch. Er gehört zu den Achaten, die, je nach Farbe, Sarder, Karneol oder schwarzer Onyx genannt werden. Seine Farbe geht ins Bräunliche. Der eher blassrote Sarder wird als weiblich bezeichnet, der mehr dunkelbraune als männlich.

Überlieferung

In der Antike hieß er lange Zeit »Sardinus lapis«, Stein Sardiniens. Die Legende erzählt, ein Engel hätte den Sarder gebracht. Seine Gegenwart schlägt den Teufel in die Flucht.

Er schenkt Freude und macht Mut, sich Prüfungen zu stellen. Unsere Vorfahren betrachteten einen in der Sonne liegenden Sarder, wenn sie sich Lösungen für ethische Probleme überlegten. Sie verwendeten ihn auch gegen Verzauberungen und bei Exorzismusritualen.

Eine alte in einen Sarder gravierte Arbeit stellt Venus dar, wie sie Cupido die Verwendung des Bogens vorführt. Eine andere zeigt Cupido auf einem Löwen reitend.

Die Moslems trugen Sarder als Glücksbringer.

Zum Ende des Mittelalters nahm man ihn zum Schutz vor Räubern mit auf Reisen.

Heilkräfte

Der Sarder soll die Wirkung anderer Steine, die gemeinsam mit ihm verwendet werden, verstärken.

Es heißt, er erleichtere den Schlaf und helfe uns, unsere Träume zu verstehen.

Er unterstützt den Kampf gegen psychische Labilität und übertriebene Selbstbetrachtung.

Man schreibt ihm die Fähigkeit zu, Seuchen zu vertreiben, Fieber zu heilen und vor Depressionen oder gar Wahnsinn zu schützen. Er erleichtert Geburten und stoppt Blutungen. Die Menschen früherer Zeiten behaupteten, eine schwangere Frau solle immer einen Sarder um die Hüfte tragen.

Auch im Kampf gegen Magenschmerzen, Blutkrankheiten und wiederholte Mittelohrentzündungen findet er Verwendung.

Die Heilige Hildegard wandte ihn bei Leberkrankheiten und Gelbsucht an und verordnete ihn auch bei Gehörproblemen.

Psychische und spirituelle Kräfte

Der Sarder fördert die Unterscheidungsfähigkeit, Analyse, Ordnung, Strenge und objektive Selbstkritik; er gilt als Stein der Reinheit.

Er erlaubt, Wichtiges von Unwichtigem zu unterscheiden, und er korrigiert die Neigung zu systematischer Kritik, Zynismus und Verbitterung.

Der Sarder hilft, Gefühle zu beherrschen und unseren Mut zu entwickeln. Bei Prüfungen ist er eine große Hilfe und soll Beständigkeit und Selbstvertrauen fördern. Man schreibt ihm Schutzkräfte zu, und er steht im Ruf, glücklich zu machen und Begeisterung zu wecken. Mit seiner Hilfe kann man sogar einem Gegner freudig und mutig gegenübertreten.

Der Sarder ist Symbol für Martyrium, Mut und moralische Stärke. Es heißt, er schütze vor Verleumdung.

Es wird behauptet, er fördere Hellsichtigkeit und Astralreisen.

Er hilft, enge und intime Beziehungen zu anderen Menschen aufzubauen.

Er hilft, Schuld auszugleichen. Er veredelt Wünsche und stärkt die Kraft der Ideale.

Albertus Magnus sagte: »Er erfüllt die Seele mit Freude und schärft den Geist.«

Waage

Planet: Venus · Element: Luft

Steine

Smaragd · Chrysolith

Harmonisierung

Gleichgewicht

Toleranz

Vertrauen

Für einen Waage-Geborenen ist es wichtig, dass er sein Gleichgewicht findet. Häufig vor die Wahl gestellt, wird dies für ihn zu einer Quelle schmerzhafter Unentschlossenheit. Glücklicherweise besitzt er einen instinktiven Unterscheidungssinn, ein sehr versöhnliches Wesen und einen wahren Greuel vor Konflikten. Sein Gerechtigkeitssinn ist sehr ausgeprägt. Er ist ein Charmeur, der es liebt zu verführen und dessen Gesellschaft sehr gesucht ist. Um in Harmonie zu leben, braucht er andere Menschen und eine/n Gefährtin/en, die bzw. der ihn häufig in romantische Geschichten verwickelt. Er ist ein großer Diplomat: Stören Sie ihn, so wird er es Sie wissen lassen ... taktvoll!

Körperteil: Nieren
Stärken: Gewandtheit, Gleichgewicht, Anpassungsfähigkeit, Charme
Schwächen: Sorglosigkeit, Wankelmut, Leichtfertigkeit, Heuchelei
Harmonisierung: Gleichgewicht, Toleranz, Vertrauen

Smaragd

– Stein des Alten Testaments –

Aluminium- und Berylliumsilikat
Mohshärte: 7-8
Familie der Berylle

Die Überlieferungen, die diesen Stein betreffen, und seine physischen, psychischen und spirituellen Kräfte gelten auch für das Himmlische Jerusalem und wurden bereits erläutert (siehe S. 11 ff.).

Chrysolith

- Stein des Neuen Testaments -

Eisenhaltiges Magnesiumsilikat
Mohshärte: 6–7

Sein Name kommt aus dem Griechischen, von »khrusos«, was Gold bedeutet, und »lithos«, was Stein heißt. Der feine gold-grüne Stein wird, wenn er mehr zu Grün tendiert, auch Peridot genannt, und Olivin, wenn er mehr gelblich ist. In Kirchen wurde er oft als Zierstein verwendet. Man findet ihn u. a. auf der Insel Zebirget im Roten Meer, in Südafrika, Australien, Birma und Brasilien.

Überlieferung

Die Atlanter, Ägypter, Azteken und Inkas verwendeten den Chrysolith zur Beruhigung, Reinigung und Wiederherstellung des Gleichgewichts.

Er wurde ungefähr im 15. Jh. v. Chr. von ägyptischen Sklaven auf der Insel Zebirget im Roten Meer und auf der Insel Topas, dem heutigen St. John, abgebaut.

Unsere Urahnen rieten den Jugendlichen, ihn zur Meditation einzusetzen, denn er erleichterte den Übergang von der Kindheit zum Erwachsenenalter.

Sie glaubten auch, ein mit einem Eselshaar am linken Arm befestigter Chrysolith halte böse Geister fern und bewahre vor Verzauberung.

Gravierte man das Bild eines Esels in den Stein ein, so förderte er Hellsichtigkeit; war es ein Geier, besaß er die Macht, den Dämonen zu befehlen.

Die Kreuzritter brachten ihn nach Europa, wo man ihn als Stein der Hoffnung ansah.

Seinem Ruf zufolge konnte er seherische Fähigkeiten fördern, Hoffnungslosigkeit und Irrsinn vertreiben, die Intelligenz verbessern und Illusionen verscheuchen. Man nutzte ihn als Talisman, den man bei sich trug, um Gespenster und böse Geister zu vertreiben.

Er wurde auch bei den religiösen Konfirmationszeremonien eingesetzt.

Man fand Chrysolith in einem Meteoriten, der einst in Sibirien einschlug.

Heilkräfte

Wird er gemeinsam mit anderen Steinen getragen, so herrscht die Wirkung des Chrysolith häufig vor. Man verwendet ihn bei Infektionskrankheiten und Kalkmangel sowie zur Erneuerung des Gewebes.

Man schreibt ihm zu, er könne das Vertrauen in sich und in andere fördern.

Seinem Ruf zufolge heilt er Nierenerkrankungen, wirkt bei Erkrankungen des Verdauungstraktes, bei Geschwüren, Verstopfung und kuriert die Milz.

Er findet im Kampf gegen chronische Müdigkeit Verwendung.

Die Heiler setzen ihn als Schutz vor den negativen Energien der Ratsuchenden ein.

Der Chrysolith stellt das Gleichgewicht zwischen Körper und Geist her. Und er soll sogar die berühmte »Liebe auf den ersten Blick« bewirken.

Nach der Heiligen Hildegard von Bingen festigt der Chrysolith die Kenntnisse desjenigen, der ihn bei sich trägt.

Asthmatikern verordnete Albertus Magnus den Stein in Pulverform, da er die Atmung erleichtern soll.

Psychische und spirituelle Kräfte

Der Chrysolith begünstigt die innere Gefühlswelt gegenüber dem Verstand. Er stimuliert die Innenschau und Selbstbeobachtung und hilft, die innere Harmonie zu finden.

Hilft gegen Melancholie, Angstzustände und Stress und bei der Kontrolle über Gefühle.

Mit seiner Hilfe kann man den äußeren Schein durchschauen.

Auch besitzt er die Macht, bei dem Menschen, der ihn trägt, Geduld und Weisheit zu entwickeln.

Der Chrysolith reinigt und energetisiert Körper und Geist und sorgt für innere Harmonie.

Es heißt, mit seiner Hilfe könne man, um Macht zu erlangen, gegen Heuchelei, Manipulation und Verführung angehen.

Dieser Stein hilft, sich von Vorurteilen und vorgefassten Meinungen zu befreien.

Den Menschen heute geht es schlecht, weil sie aus der Einheit herausgefallen und unvollständig sind. Dazu sagte die Heilige Hildegard von Bingen: »Selbst die Dämonen in der Luft haben Angst vor diesem Stein, denn sie hassen die Ordnung.«

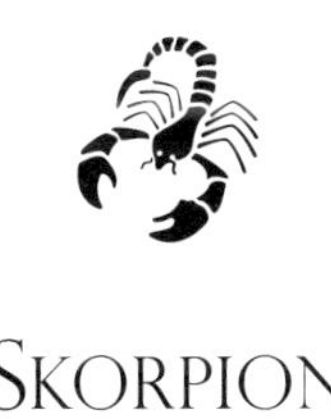

Skorpion

Planeten: Mars – Pluto · Element: Wasser

Steine

Beryll · Aquamarin

Harmonisierung

Umwandlung

Wiedergeburt

Schöpfungskraft

Der unter dem Zeichen Skorpion Geborene besitzt einen sehr starken Magnetismus. Er ist sich selbst treu und lässt sich auf alles, was er unternimmt, mit Begeisterung ein. Er ist sehr selbstkritisch, was sehr tiefe Angstzustände hervorrufen kann. Er ist ein ausgesprochener Individualist mit ausgeprägter Neugier, kann leidenschaftlich lieben, aber auch mit ungeheurer Gewalt zerstören. Von Natur aus ehrgeizig, besitzt er ein großes Schöpfungsbedürfnis und ist ständig auf der Suche nach Wahrheit und Vollkommenheit. Seien Sie seinem Feuer gewachsen und vor allem, verraten Sie ihn nicht: Er würde sich unerbittlich zeigen.

Körperteile: Blase, Genitalien
Stärken: Gewandtheit, Energie,
Leidenschaft, Durchsetzungskraft
Schwächen: Zerstörung,
Unnachsichtigkeit, Herrschaft, Angst
Harmonisierung: Umwandlung,
Wiedergeburt, Schöpfungskraft

Beryll

- Stein des Alten Testaments -

Natürliches Aluminium- und Berylliumsilikat
Mohshärte: 7

Beryll kommt vom Lateinischen »berillus«. Im Deutschen wird dies mit »Brille« übersetzt. Eine große Anzahl Steine gehören zur Familie der Berylle, je nach Farbe unterscheidet man den grünen Smaragd, den blauen Aquamarin, den gelben Goldberyll, den rosafarbenen Morganit und den farblosen Edelberyll Goshenit.

Überlieferung

Im Altertum wurde behauptet, man müsse einen Hund in einen Beryll gravieren, um aus Feinden Freunde zu machen. Gravierte man einen Wiedehopf ein, konnte man mit den Toten sprechen.

Seinem Ruf zufolge half er, Gerichtsprozesse zu gewinnen.

Früher verwendete man den polierten Beryll als Spiegel oder als Kugel, um die Zukunft vorherzusagen.

Auch als Glücksbringer wurde er empfohlen.

Die griechischen Ärzte setzten eine Berylltinktur gegen Nieren- und Blasensteine ein.

Im Mittelalter stellte man Brillen und Lupen aus farblosem Beryll her und behandelte Asthma, Melancholie und Leberkrankheiten mit diesem Stein. Und, nicht zuletzt, spielte er bei magischen Zaubersprüchen und als Beschwörungsstein eine wichtige Rolle.

Heilkräfte

Der Beryll steht in dem Ruf, den Heilungsprozess voranzutreiben. Besonders zur Verbesserung der Sehfähigkeit und zur Linderung von Asthma findet er Anwendung, aber auch zur Ausleitung und inneren Reinigung.

Es heißt, er sei wirksam bei Leberkrankheiten, Gelbsucht, Nierenkoliken, Dickdarmerkrankungen und zur Linderung von Übelkeit.

Er wurde bei Lebensmittelvergiftungen und gegen Verstopfung eingesetzt.

Die Heilige Hildegard von Bingen empfahl Beryll in Pulverform als Gegengift.

Psychische und spirituelle Kräfte

Der Beryll lehrt uns, uns von der materiellen Welt zu lösen und uns mit den Naturkräften zu vereinigen. Er ist der Stein der inneren Läuterung, der uns dabei hilft, unseren Weg zu finden und zu verwirklichen.

Er wird als Symbol der Reinheit und der Selbstlosigkeit beschrieben. Er stärkt den Glauben und bringt Glück, stellt die innere Ruhe wieder her und vertieft die Meditation.

Man verwendete ihn, um Traurigkeit und Melancholie zu vertreiben. Es heißt, er unterstütze die zwischenmenschliche Versöhnung, besonders bei Streitigkeiten unter Ehepartnern.

Die Heilige Hildegard behauptete, dass, wer immer einen Beryll besäße, nicht streitlustig sei, nicht handgreiflich werde und friedlich bliebe.

AQUAMARIN

– Stein des Neuen Testaments –

Aluminium- und Berylliumsilikat
Mohshärte: 7-8
Familie der Berylle

Den Namen »Aquamarin« hat er seit dem 17. Jh., zuvor gab Plinius ihm den Namen »hyacinthorontes«. Sein Name bedeutet »Meerwasser« und er ist blassblau. Die schönsten Exemplare kommen aus Brasilien; man findet ihn u.a. auch in China und in Sibirien.

Überlieferung

Der Beryll der Apokalypse war ein Aquamarin.

Der Legende nach brachten die Seepferdchen den Aquamarin, der aus dem Schatz der Nymphen stammen soll, zu den Stränden.

Er war der Stein der Mystiker und der Propheten. Die Alten setzten ihn zur Behandlung von Halsschmerzen, Geschlechtskrankheiten und psychischen Erkrankungen ein. Er sollte die Seeleute beschützen. Man verwendete ihn im Kampf gegen Niederlagen aller Art.

Die Römer pflegten ihn mit Gravierungen zu versehen.

Er wurde mit dem heiligen Georg, der den Drachen besiegt hatte, in Verbindung gebracht.

Der heilige Bruno (1030–1101), Gründer des Ordens von Chartreux, behauptete, der Aquamarin unterstütze das Theologiestudium. Er war ein heiliger Stein und zierte die päpstliche Tiara von Julius II. (1443–1513), eines Papstes, der im Ruf stand, einen eisernen Willen zu besitzen.

Im Mittelalter trug man ihn gegen Zahnschmerzen an einem Kettchen. Unter die Zunge gelegt, sollte er Hellsichtigkeit fördern.

Manch einer sah in ihm das Symbol ewiger Jugend.

Heilkräfte

Es heißt, der Aquamarin stärke den Willen und begünstige ein langes Leben.

Er wird gegen Allergien, Halsschmerzen, Migräne, Zahn- und Ohrenschmerzen eingesetzt.

Man verwendet ihn gegen Schlaflosigkeit, denn seine sedierende Wirkung ist allseits bekannt.

Er wird ebenfalls zur Linderung von Stirnhöhlenvereiterungen, Heuschnupfen, Hals- und Nackenschmerzen genutzt.

Er dient zur Behandlung depressiver und melancholischer Zustände. Er fördert die Ausdrucksfähigkeit und erleichtert die zwischenmenschliche Kommunikation.

Man assoziiert ihn mit dem Becken, der Blase und der Gebärmutter.

Psychische und spirituelle Kräfte

Der Aquamarin hilft, die Kraft der Wünsche zu kanalisieren und auf ein bestimmtes Ziel zu lenken. Beispielsweise dient er dem Erfolg und der Vermeidung von Niederlagen.

Mit seiner Hilfe lassen sich Gefühle und Empfindungen ebenso wie intellektuelle Kräfte, Aggressionen und sexuelle Triebe beherrschen. Dank dieses Steines kann man sich selbst so sehen, wie man ist und nicht so, wie man zu sein glaubt. Er dient der Selbstbeobachtung und hilft uns, unser geheimes Wesen zu entdecken.

Es heißt, er fördere Anziehungskraft und Charisma.

Man schreibt ihm die Fähigkeit zu, Leidenschaft, Eifer, Willenskraft und Durchhaltevermögen zu fördern, um seine Ziele zu erreichen. Das Tragen eines Aquamarins erhöht die Konzentrationsfähigkeit und erleichtert das Studium.

Als Stein der Läuterung wurde er dazu verwendet, im Bereich der Kehle alle nicht ausgesprochenen und dort blockierten, negativen Gedanken zu beseitigen.

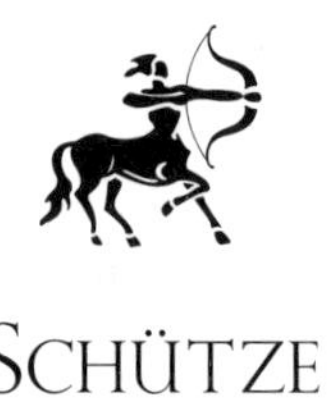

Schütze

Planet: Jupiter · Element: Feuer

Steine

Onyx · Topas

Harmonisierung

Optimismus

Durchsetzungskraft

Selbstlosigkeit

Der in diesem Zeichen Geborene wird als Zentaur dargestellt, ein mythologisches Geschöpf, halb Mensch, halb Pferd. Durch diesen Dualismus ist er häufig zerrissen zwischen seinem Drang nach alltäglichen Freuden und seiner mystischen Seite, die ihn zu spirituellen und philosophischen Studien drängt. Seine große Leidenschaft sind Reisen und Zerstreuungen aller Art. Idealistisch wie er ist, hat er hoch gesteckte Ziele, die manchmal zu hoch sind, und so kann seine Rückkehr in die Wirklichkeit sehr enttäuschend sein. Seine große Überzeugungsfähigkeit setzt er dafür ein, das, was er will, zu erhalten. Er ist großzügig und gerne bereit, zu geben und zu erfreuen. Obwohl er zu seiner Entfaltung ein förderliches und familiäres Klima braucht, sollten Sie ihn von Zeit zu Zeit wie den Zentaur, der seine Pfeile in den Himmel schießt, galoppieren lassen.

Körperteile: Hüften, Oberschenkel
Stärken: Menschenfreundlichkeit, Unternehmungsgeist, Gerechtigkeitssinn, Großzügigkeit
Schwächen: Eitelkeit, Oberflächlichkeit, Herrschsucht, Maßlosigkeit
Harmonisierung: Optimismus, Durchsetzungskraft, Selbstlosigkeit

Onyx

- Stein des Alten Testaments -

Siliziumdioxyd
Mohshärte: 7
Familie der Achate

Sein Name bedeutet »kleiner Nagel«. Es ist ein glasiger, schwarzer, mit weißen Adern durchzogener Stein. Die Farben Schwarz und Weiß symbolisieren das Gute und das Böse, das Licht und das Dunkel. Man findet ihn u. a. in Nordafrika und Persien.

Überlieferung

Die Genesis (II, 12-13) berichtet, dass Onyx im Paradies zu finden war. Das Ephod und die Schulterstücke des hebräischen Hohepriesters waren mit Onyx geschmückt, einem schwarzen Stein mit weißen Streifen. Eine Legende erzählt, die Onyxsteine würden von den Nägeln der Venus stammen, die Cupido mit seinem Bogen abgetrennt hätte, während sie am Ufer eines Flusses schlief. Häufig diente der Nagel magischen Zwecken, was erklärt, weshalb Onyx lange Zeit als unheilbringender Stein galt.

In der Nekromantie verwendete man ihn zur Beschwörung der Toten und zur Kontaktaufnahme.

Er galt lange Zeit als Stein der Trauer und bekam eine negative Symbolik. Das ging so weit, dass die chinesischen Minenarbeiter sich fürchteten, in onyxhaltige Minen hinabzusteigen.

Man schrieb ihm auch, zu Unstimmigkeiten unter Paaren hervorzurufen. Unsere Vorfahren glaubten, dass ein Onyx mit der Gravur eines Kamels oder zweier Ziegen Alpträume, Angstzustände und Depressionen hervorrufen würde.

Dominierte das Weiß des Steines, symbolisierte das den Sieg des Lichtes über die Dunkelheit und der Weisheit über die schwarze Magie. Es hieß, der Sarder hebe die negative Wirkung des Onyx auf.

Er fand Verwendung als einzelne Perlen des Rosenkranzes.

Heilkräfte

Es heißt, dass der Onyx Geburten erleichtert und Fehlgeburten begünstigt.

Man setzt ihn ein, um das Engegefühl in der Brust zu lindern. Er beschleunigt die Heilung infektiöser Krankheiten.

Man sagte ihm nach, er würde Ohrensausen beruhigen und Taubheit heilen.

Die Heilige Hildegard von Bingen empfahl ihn zur Behandlung von Sehschwächen, Lungen- und Magenleiden und auch Depressionen. Sie verordnete ihn sogar zur Behandlung von Rinderepidemien.

Psychische und spirituelle Kräfte

Der Onyx hilft, die Angst vor dem Unbekannten und dem Tod zu überwinden.

Mit seiner Hilfe kann die nötige Weisheit erlangt werden, die Zweifel überwinden lässt.

Er unterstützt den Menschen darin, sich mit der Materie, der körperlichen Seite seines Selbst in Einklang zu bringen. Auch soll er die Macht besitzen, die Beziehungen eines Menschen zu seiner Umwelt zu verbessern.

Der Onyx steht als Symbol für den Glauben, der uns bewusst macht, dass uns die materiellen Reichtümer gegeben wurden, die uns die spirituelle

Reise erleichtern und uns auf den Weg der Selbstlosigkeit führen sollen.

Er ist der Stein der Erneuerung: Durch ihn können wir im Licht wiedergeboren werden.

Topas

– Stein des Neuen Testaments –

Aluminiumsilikat, Fluor, Eisenoxyd
Mohshärte: 8

Sein Name kommt von der Insel »Topazos« im Roten Meer, die im Altertum aufgrund des Windes und Nebels, der sie umgab, schwer erreichbar war. »Topazion« ist griechisch und bedeutet »suchen«. Vielleicht stammt der Begriff aber auch aus dem Sanskrit und bedeutet »tupas«, Feuer. Am häufigsten ist der gelbe Topas, doch gibt es auch andere Farben, vor allem blau. Man findet ihn u. a. in Brasilien, Indien, Japan und Russland.

Die Überlieferungen, die diesen Stein betreffen, und seine heilerischen, psychischen und spirituellen Kräfte gelten auch für den Brustschild Aarons und wurden bereits ausgeführt (siehe S. 11 ff.).

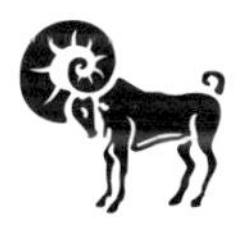

STEINBOCK

Planet: Saturn · Element: Erde

Steine

Achat · Chrysopras

Harmonisierung

Beharrlichkeit

Ausdauer

Voraussicht

Wie die kleine Ziege des Monsieur Seguin[5], die auf den Berg steigt und dann mutig eine ganze Nacht lang gegen den Wolf kämpft, so besitzt der Steinbock Geduld und Ausdauer in jeder Notlage! Unter seiner zurückhaltenden und distanzierten Schale versteckt sich ein schüchternes Wesen, das, hat es einmal Vertrauen gefasst, dominant werden kann. Der Steinbock gehört zu den Menschen, auf die man zählen kann und für die ein einmal gegebenes Wort heilig ist. Oft ehrgeizig, wartet er geduldig auf seine Stunde, um die Stufen zum Erfolg hinaufzusteigen. Wollen Sie ihn erobern, versetzen Sie ihn durch Geselligkeit in Staunen und lassen Sie ihm viel Zeit, bis er endlich bereit ist, sich einzulassen ...

Körperteile: Skelett und Knie
Stärken: Gewissenhaftigkeit,
Disziplin, Methodik, Genauigkeit
Schwächen: Menschenfeindlichkeit,
Geiz, Berechnung, Langsamkeit
Harmonisierung: Beharrlichkeit,
Ausdauer, Voraussicht

Achat

- Stein des Alten Testaments -

Silizium-Quarz
Mohshärte: 7
Familie der Chalzedone

Sein Name kommt von »Achates«, dem Namen eines Flusses in Sizilien, wo er in der Antike in großer Menge zu finden war, oder aus dem Hebräischen »nakad«, Fleck. Es ist ein vulkanischer Quarz. Es gibt einfarbige Achate und bunte, wie der auf Aarons Brustschild. Man findet ihn u. a. in Indien, Brasilien und Madagaskar.

Überlieferung

Die persischen Magier verwendeten ihn für Wettervorhersagen.

In der Antike setzte man ihn zur Behandlung von Augenleiden ein. Er diente auch zur Weissagung und als Schutz vor Feinden.

Die Ägypter schnitzten Skarabäen aus Achat. Plinius behauptet, er heile Skorpionbisse.

Die Griechen und Römer trugen als Glücksbringer eine Achat-Kamee, auf der ihre Götter oder Göttinnen dargestellt waren.

In Indien diente er zur Behandlung von Lebererkrankungen und Blasenleiden.

In den arabischen Ländern sagte man ihm nach, Überzeugungskraft und Ausdrucksfähigkeit zu steigern.

Heilkräfte

Ins Bett gelegt, soll der Achat den Schlaf fördern und angenehme Träume bringen.

Man verwendet ihn zur Behandlung von Hautkrankheiten und zur Steigerung der Sehkraft.

Man sagt ihm nach, die Empfängnisfähigkeit zu verbessern. Außerdem wird ihm eine wohltuende Wirkung auf Nieren- und Blasensteine unterstellt.

Nach Marbod macht er beredt, liebenswürdig und vorsichtig.

Die Heilige Hildegard von Bingen verordnete ihn lokal zur Linderung von Insektenstichen.

Albertus Magnus schrieb ihm zu, Kraft zu geben und Gefahren zu überwinden.

Psychische und spirituelle Kräfte

Der Achat hilft, auf dem Weg zur Selbstverwirklichung die richtige Richtung zu finden.

Er symbolisiert den Neuanfang, den erwachenden Morgen, die Überwindung der Dunkelheit.

Er gilt als Stein des Lebens, der beim Studieren, Forschen und Hinterfragen hilft.

Es heißt, er schütze vor Hexerei und dämonischer Besessenheit.

Man schreibt ihm die Kraft zu, für die Probleme anderer offener zu werden.

Seine Macht, so sagt man, kann Feinde, physische oder psychische, abwehren.

Chrysopras

– Stein des Neuen Testaments –

Nickelverbindung
Mohshärte: 7
Familie der Chalzedone

Sein Name kommt aus dem Griechischen – »chrysos«, Gold, und »prason«, Lauch. Er ist von dunkelgrüner, moosgrüner Farbe. Man findet ihn in Indien, auf Zypern, in Böhmen und in der Auvergne.

Überlieferung

Der Chrysopras stand in dem Ruf, seinem Träger ewige Jugend zu verleihen.

Im Altertum verwendete man ihn, um die Sehschärfe zu verbessern und Selbsterkenntnis zu fördern.

In der Antike setzte man ihn zur Behandlung von Rheuma, Skelettveränderungen, Gelenkschmerzen (vor allem im Knie) und Kalkmangel ein. Im Mittelalter diente er im Kampf gegen Gicht. Man sagte ihm auch nach, Menschen, vor allem Verbrecher, unsichtbar zu machen, wenn sie einen Chrysopras in den Mund nehmen würden.

In Böhmen glaubte man, mithilfe eines Chrysopras die Sprache der Eidechsen verstehen zu können.

Die Sankt-Wenzels-Kirche in Prag ist mit Chrysoprassteinen geschmückt.

Heilkräfte

Der Chrysopras erhöht Konzentrationsfähigkeit und Gewissenhaftigkeit.

Auch bei der Verwirklichung von Vorhaben kann er helfen.

Er gilt als weiblicher Stein, der im Ruf stand, Schwangerschaft und Entbindung zu erleichtern.

Man setzt ihn bei Herz- und Gefäßerkrankungen ein.

Die Heilige Hildegard von Bingen behandelte Arthritis mit einem Chrysopras, indem sie ihn auf das Gelenk legte.

Psychische und spirituelle Kräfte

Mithilfe des Chrysopras kann zwischen Wichtigem und Nebensächlichem unterschieden werden, da er verhindert, dass man sich von Illusionen täuschen lässt.

Er hilft, Pessimismus, Ängste, Kälte und Verschlossenheit zu mildern. Es heißt, er würde Schuldgefühle bekämpfen und Vertrauen in sich selbst und in die Zukunft schenken. Auch im Kampf gegen Minderwertigkeitskomplexe findet er Anwendung.

Außerdem soll er die Redekunst fördern.

Trägt man einen Chrysopras bei sich, mildert er tief sitzenden Groll, fixe Ideen und das Festhalten an der Vergangenheit, bekämpft Alter und Tod und gibt uns Vertrauen in die Unsterblichkeit der Seele. Man spricht ihm besänftigende Kraft zu, mit deren Hilfe man sich besser um Selbsterkenntnis bemühen kann.

Er hilft, Begeisterung und Lebenskraft zu entfalten.

Hildegard von Bingen behauptete, er sei wirksam im Kampf gegen Zwangsvorstellungen und Teufelsbesessenheit: »Weil die Kräfte des Chrysopras so große Erleichterung bringen, bekommen die Dämonen Angst vor seiner mäßigenden Kraft.« Außerdem meinte sie, er besänftige den Zorn.

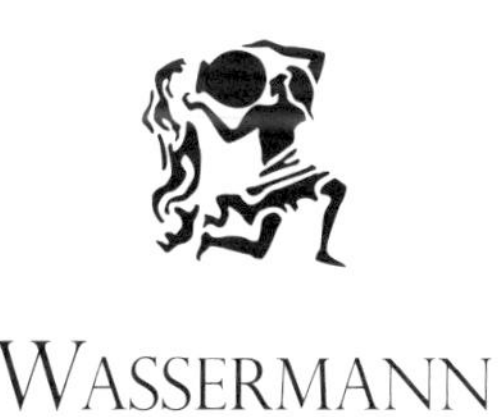

Wassermann

Planeten: Uranus – Saturn · Element: Luft

Steine

Chrysolith · Hyazinth

Harmonisierung

Wiederaufleben

Weisheit

Mäßigkeit

Der Wassermann-Geborene ist Humanist. Seine Selbstlosigkeit bringt ihn dazu, sich mit aller Kraft einem humanitären Zweck zu verschreiben. Seine Originalität lässt ihn das suchen, was in seinen Augen ungewöhnlich, ja sogar extravagant ist. Für ihn ist das Leben ein Synonym für Freiheit: Er fühlt sich gerne frei, sowohl in seinem Arbeits- als auch in seinem Liebesleben. Oft brodelt es in ihm, und sein inneres Feuer glüht ständig. Er kann Zeiten völliger Euphorie und andere der Melancholie durchmachen. Er ist ergeben und freundschaftlich, und seine Ratschläge sind wohl durchdacht. Wollen Sie mit ihm eine Bindung eingehen, ohne seine Freiheit einzuschränken, machen Sie sich seine Ideen zu eigen: Wenn Sie seine Art, das Leben zu sehen, teilen, wird er sich vielleicht für Ihre Anschauungen interessieren.

Körperteile: Beine
Stärken: Freundschaft, Originalität, Genügsamkeit, Erfindungsgeist
Schwächen: Dogmatismus, Melancholie, Ambivalenz, innere Spannung
Harmonisierung: Wiederaufleben, Weisheit, Mäßigkeit

Chrysolith

- Stein des Alten Testaments -

Eisenhaltiges Magnesiumsilikat
Mohshärte: 6-7
Familie der Peridote

Sein Name kommt aus dem Griechischen; »khrusos« bedeutet Gold und »lithos« Stein. Dieser edle gold-grüne Stein wird, wenn er grün ist, auch Peridot genannt, und Olivin, wenn er gelb ist. In Kirchen wurde er häufig als Zierstein benutzt. Man findet ihn auf der Insel Zebirget im Roten Meer, in Südafrika, Australien, Birma und Brasilien.

Die Überlieferungen, die diesen Stein betreffen und seine heilerischen, psychischen und spirituellen Kräfte gelten auch für das Himmlische Jeursalem und wurden bereits ausgeführt (siehe S. 11 ff.).

Hyazinth

- Stein des Neuen Testaments -

Zirkoniumsilikat
Mohshärte: 7

Sein Name kommt von »Huakinthos«, einem jungen und schönen Spartaner, der beim Diskuswerfen getötet wurde. Der Hyazinth ist eine orange-braune oder gelb-rötliche Zirkonvarietät und wird manchmal mit Granat verwechselt. Man findet ihn u. a. in Ceylon, Äthiopien, Madagaskar, Brasilien und Frankreich.

Überlieferung

Die Alten benutzten den Hyazinth, um reiche Ernten zu erwirken und als Glücksbringer.

Apollo verwandelte das Blut des Spartaners Huakinthos in eine schöne Blume, die Hyazinthe, woher der Name des Steines stammt. Man sagt auch, die Göttin Venus hätte sich eines Tages mit einem Stachel am Fuß verletzt, und die Hyazinthe wäre aus ihrem Blut geboren.

Die Alten benutzten ihn, um Hirngespinste zu vertreiben. Marbod empfahl ihn als Schutztalisman um Hals oder Finger. Albertus Magnus behauptete, er helfe reich zu werden und fördere Intelligenz und Frohsinn.

Paracelsus (1493–1541), Schweizer Alchemist und Arzt, der Vater der Naturheilkunde, behauptete, dass ein auf der Stirn getragener Hyazinth die Gedanken kläre und den Geist beruhige.

Im Mittelalter hieß es, er beschütze Reisende und halte den Blitz ab. Man behandelte Vergiftungen, die Pest und ansteckende Krankheiten damit.

In Polen sollte in Silber eingefasster Hyazinth bei Unfällen vor Wundbrand schützen.

Der Hyazinth ist der Stein des Wassermannzeitalters, der Kommunikation, der Offenbarung.

Heilkräfte

Man setzt den Hyazinth gegen Hautallergien, Ausschlag und Juckreiz ein.

Es heißt, er mache den Menschen widerstandsfähiger gegen Krankheiten und rege das Immunsystem an.

Der Hyazinth findet im Kampf gegen Nieren- und Magenleiden Anwendung. Man sagt ihm auch nach, das Herz zu stärken oder als Gegengift zu wirken.

Die Heilige Hildegard von Bingen behauptete, er sei bei Verhexung und Zauberei wirksam. Sie setzte ihn auch im Kampf gegen Augenleiden, Fieber, ansteckende Krankheiten und Herzschwächen ein.

Albertus Magnus sagte, er helfe, die körperlichen Triebe zu bremsen und sei nützlich im Kampf gegen Schlaflosigkeit.

Psychische und spirituelle Kräfte

Der Hyazinth fördert Solidarität, Zusammenarbeit und Brüderlichkeit unter den Menschen. Er schenkt Vertrauen in das Leben und beschützt den Menschen vor den negativen Energien in seiner Umgebung.

Er hilft, den eigenen Weg zu finden und sich seiner Aufgabe auf Erden bewusst zu werden. Er führt zu wahrhaftem Glücklichsein.

Er erlaubt, gegen Eigensinn, Dickköpfigkeit und Intoleranz vorzugehen (es gibt nicht eine Wahrheit, sondern viele Wahrheiten).

Er trägt dazu bei, Begeisterung und Frohsinn zu entwickeln.

Fische

Planeten: Neptun – Jupiter · Element: Wasser

Steine

Karneol · Amethyst

Harmonisierung

Inspiration

Hellsichtigkeit

Vollendung

Ganz wie das Tier, das ihn darstellt, schwimmt der Fische-Geborene unauffällig unter Wasser und ist schwer zu fassen. Er liebt es, sich mit Geheimnissen zu umgeben, und im Übrigen fällt es ihm schwer, sich selbst zu charakterisieren. Er kann sehr exzessiv sein, sowohl in materieller als auch in spiritueller Hinsicht. Sein Sinn für Opfer ist ihm angeboren, und er verausgabt sich völlig, um den Unterdrückten zu helfen. Der Fische-Geborene ist ein Mensch mit großer Intuition und großartigen, spirituellen Fähigkeiten, der schnell merkt, was der andere empfindet. Er tendiert dazu auszuweichen und läuft Gefahr, auf »künstliche Paradiese« hereinzufallen. Sie möchten in sein Leben treten? Lernen Sie die komplizierte Sprache der Delphine, eine Sprache, die der Fische-Geborene instinktiv versteht!

Körperteile: Füße
Stärken: Fantasie,
Verantwortungsbewusstsein, Zuvorkommenheit
Schwächen: Unbeständigkeit, Ängstlichkeit,
Schwermut, Beeindruckbarkeit
Harmonisierung: Inspiration,
Hellsichtigkeit, Vollendung

KARNEOL

- Stein des Alten Testaments -

Familie der Chalzedone
Mohshärte: 7

Sein Name kommt von der Kornelkirsche, der roten Frucht des Kornelkirschbaums, denn das Holz dieses Baumes rötet sich mit den Jahren - oder von »carne«, Fleisch. Er enthält Eisenoxyd und seine Farbskala geht von blutrot bis honigfarben. Man findet ihn u. a. im Jemen, in Ägypten, in Brasilien, in Indien und auf Madagaskar.

Überlieferung

Der Karneol war im Altertum sehr beliebt. Rom und Byzanz hatten sich auf die Bearbeitung dieses Steines spezialisiert.

Alexander der Große ließ sein Bildnis in Gestalt des Zeus in eine Kamee aus Karneol schnitzen.

In Ägypten war er der Göttin Isis geweiht. Er sollte der Seele bei ihrer Auferstehung und Erlösung helfen. Die ägyptischen Prinzessinnen trugen Haarputze aus Gold und Karneol.

Mohammed trug einen Karneolring. Die Moslems schnitzten den Namen Allahs oder Suren des Korans in Karneol und glaubten, mit seiner Hilfe ins Paradies zu gelangen.

Marbod behauptete, er beruhige Zorn und Leidenschaften. Auch Nostradamus trug einen Karneolring.

Die Heilige Hildegard von Bingen nannte ihn »Cornelion«, das heißt »kirschrot«.

Heilkräfte

Er fördert Mut und Wohlbefinden. Er zieht auch Glück an, beispielsweise im Spiel und bei Prüfungen.

Wie viele rote Steine schützt er vor Blutungen.

Manche verordnen ihn gegen Frigidität, Impotenz und Unfruchtbarkeit.

Er wird auch zur Linderung von Verstopfung und Unterleibschmerzen angewendet.

Es heißt, er könne die Überzeugungs- und Konzentrationsfähigkeit fördern. Außerdem wird er wegen seiner entspannenden und beruhigenden Wirkung empfohlen.

Als Massageöl zubereitet, soll er, wie eine Tinktur, die Haut der Frau weicher machen, damit sie länger geschmeidig und jung bliebe.

Die Heilige Hildegard wendete ihn erfolgreich bei Nasenbluten an.

Psychische und spirituelle Kräfte

Der Karneol erleichtert die Meditation, denn er hilft, sich besser zu konzentrieren und mit den Gedanken nicht abzuschweifen.

Er hilft, positive Gedanken, Optimismus und Freude zu entwickeln. Er fördert auch die Harmonie in Familien und in Gruppen. Es heißt, er bringe Glück in Wettkämpfen und Prüfungen.

Er ist der Stein der göttlichen Offenbarung. Im Hebräischen war sein numerischer Wert der gleiche wie der von Moses, der mit dem Göttlichen in Verbindung gebracht wurde.

Bei magischen Ritualen dient er als Schutz, denn er schützt vor negativen Einflüssen.

Albertus Magnus sagte, er bekämpfe den Zorn und die zerstörerischen Impulse.

Amethyst

– Stein des Neuen Testaments –

Siliziumdioxyd
Mohshärte: 7
Familie der Quarze

Amethyst kommt aus dem Griechischen »methy«, dem Namen eines berauschenden Weines, dem Stamm des Wortes »amathustein«, was bedeutet: nicht betrunken sein. Er ist ein rötlich-violetter Kristall, dessen Farbe durch das Manganoxyd hervorgerufen wird. Es gibt einen rosa Amethyst, der im Französischen »Venuslid« genannt wird. Man findet ihn u. a. in Russland, Brasilien, Uruguay und Madagaskar.

Die Überlieferungen, die diesen Stein betreffen und seine heilerischen, psychischen und spirituellen Kräfte gelten auch für den Brustschild Aarons und wurden bereits dort ausgeführt (siehe S. 11 ff.).

ZUSAMMENFASSENDE DARSTELLUNG

DER ARCHETYPEN IM ZUSAMMENHANG MIT DEN STEINEN DER WESTLICHEN ÜBERLIEFERUNG

Zeichen	Stein des A.T.	Stein des N.T.	Harmonisierung
Widder	Türkis	Roter Jaspis	Mut, Wille, Begeisterung
Stier	Saphir	Saphir	Entschlossenheit, Geduld, Beharrlichkeit
Zwillinge	Roter Jaspis	Chalzedon	Kommunikation, Anpassungsfähigkeit, Relativierung
Krebs	Rubin	Smaragd	Vorsicht, Intuition, Ergebenheit
Löwe	Topas	Sardonyx	Wille, Kraft, Ausstrahlung
Jungfrau	Amethyst	Sarder	Ordnung, Objektivität, Rechtschaffenheit

Zeichen	Stein des A.T.	Stein des N.T.	Harmonisierung
Waage	Smaragd	Chrysolith	Gleichgewicht, Toleranz, Vertrauen
Skorpion	Beryll	Aquamarin	Umwandlung, Wiedergeburt, Schöpfungskraft
Schütze	Onyx	Topas	Optimismus, Durchsetzungskraft, Selbstlosigkeit
Steinbock	Achat	Chrysopras	Beharrlichkeit, Ausdauer, Voraussicht
Wassermann	Chrysolith	Hyazinth	Wiederaufleben, Weisheit, Mäßigkeit
Fische	Karneol	Amethyst	Inspiration, Hellsichtigkeit, Vollendung

DIE MINERALISCHEN HEILTRÄNKE

Durch alle Zeiten und Zivilisationen hindurch wurden Steine in jeder Form zur Heilung verwendet, besonders ganze Steine, Edelsteinpulver und -tinkturen, die heute mit großem Interesse wiederentdeckt werden.

In den Werken Hildegards von Bingen, Marbods, des Heiligen Hieronymus, Albertus Magnus und anderer ist davon die Rede.

★

Die Herstellung einer Edelsteintinktur

- Man wählt den Stein aus, dessen Kräfte der von uns gewünschten Wirkung entsprechen (siehe Tafeln auf den folgenden Seiten).
- Man sucht einen Stein aus, der keinerlei natürliche Verunreinigungen besitzt und in keiner Weise vom Menschen verschönernd bearbeitet worden ist (Schliff, Politur usw.).
- Man reinigt ihn (siehe S. 180 ff.).
- Man legt ihn in Quellwasser und stellt ihn mehrere Stunden in einer verschlossenen Flasche aus durchsichtigem Glas ans Tageslicht.
- Man nimmt den Stein heraus und schüttet die Tinktur in eine verschlossene, undurchsichtige Flasche, die man an einem ruhigen, von Strahlen und elektromagnetischer Verschmutzung (Fernseher, Computer, Mikrowelle ...) geschützten Ort aufbewahrt.

- Das Elixier wird in den nächsten Tagen verwendet.

Es gibt noch andere, kompliziertere Methoden, die den Fachbüchern der Bibliografie im Anhang zu entnehmen sind. Diese Tinkturen sind auch im Handel erhältlich. Diejenigen, die Schwierigkeiten haben sollten, sie sich zu beschaffen, können sich an die am Ende des Buches angegebenen Adressen wenden. Unsererseits empfehlen wir homöopathisch potenzierte Zubereitungen, zwischen der siebten Zehner- und der neunten Hunderterpotenz (D7 bis C9).

★

Die Auswahl der Tinktur

Einige Steine verfügen über die gleichen Eigenschaften. Mithilfe der Radiästhesie oder - falls Sie über mehr Erfahrung verfügen - des Pulsfühlens am Handgelenk oder auch der »Muskelprüfung« (Kinesiologie) können Sie unter verschiedenen Edelsteintinkturen die für Sie am besten passende herausfinden. Sie können sich auch an die Erläuterungen der folgenden Seiten halten, auf denen die Eigenschaften der Edelsteintinkturen beschrieben werden, und Ihrer Intuition vertrauen.

Selbstverständlich sind die **Tinkturen in keinster Weise Medikamente** und können keine medizinische Verordnung ersetzen. Es sind einfache nahrungsmäßige Ergänzungen, die eine positive Wirkung darauf haben, dass einem der eigene Zustand bewusst wird und dass die notwendigen Bedingungen hergestellt werden, durch die wir Gleichgewicht und Lebenskraft wiederfinden können.

★

Die Anwendung der Tinktur

Jedes Mal, wenn Sie Ihre Tinktur trinken, denken Sie an das, was Sie von ihr erwarten oder welche Wirkung sie bei Ihnen hervorrufen wird.

Bei akuten Erkrankungen ist es möglich, die von Ihnen zubereitete Tinktur in mehreren täglichen Dosen während mehrerer, aufeinanderfolgender Tage anzuwenden. Bei chronischen Erkrankungen ist es vorzuziehen, die Mineralien in homöopathischen Potenzierungen verdünnt einzunehmen. Es ist sicherlich immer wünschenswert, sich von einem erfahrenen Therapeuten beraten zu lassen.

★

Die 22 Edelsteintinkturen

Im Laufe der Jahrhunderte wurden viele Tinkturen, ihre Kräfte und Indikationen beschrieben. Wir haben beschlossen, nur zweiundzwanzig davon auszuwählen, die den zwölf Monaten des Jahres, den sieben Tagen der Woche und den drei Elementen - Feuer, Wasser, Luft - entsprechen. Sie entsprechen ebenfalls den zweiundzwanzig Buchstaben des Hebräischen Alphabets und den zweiundzwanzig Pfaden des Lebensbaums der Kabbala.

Die Beschreibung der Edelsteintinkturen auf den folgenden Seiten lehnt sich an die Überlieferungen an, besonders an die Arbeiten der Hildegard von Bingen und des Albertus Magnus. Wir haben neuere, von modernen Autoren bestätigte Informationen hinzugefügt.

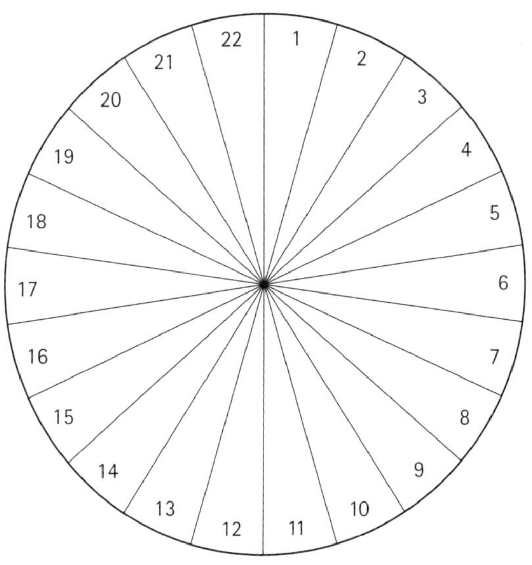

Auswahl der Tinktur mit dem Pendel

1

Achat · Steinbock · Hain

- Lindert Insektenstiche und Zeckenbisse.
- Verhindert wiederholte Halsverrenkungen.
- Erhöht die Seh- und Hörschärfe.
- Hilft chronische Vergiftungen (Alkohol, Zigaretten, Medikamente, Drogen) auszuleiten.
- Hilft gegen Trunkenheit und Alkohol.
- Lindert Depressionen.

2

Aquamarin · Skorpion · Nun

- Verbessert die Sehfähigkeit.
- Kämpft gegen Verdauungsprobleme, chronische Dickdarmerkrankungen, Blasenschmerzen.
- Stimuliert die Entgiftung der Leber und die Ausscheidung der Nieren.
- Lindert chronische Kehlkopfentzündungen und Heiserkeit.

- Stärkt die Abwehrkräfte.
- Mindert Hautallergien und starkes Schwitzen.
- Fördert die Entgiftung.
- Fördert die persönliche Entwicklung.
- Hilft im Umgang mit Gefühlen.

3

Amethyst · Jungfrau · Jod

- Hilft, Magnesiummangel zu bekämpfen.
- Stärkt das Immunsystem.
- Lindert Insektenstiche und Ödeme nach Verletzungen.
- Bekämpft Migräne und Schlaflosigkeit.
- Lindert Anämie.
- Stimuliert die Bauchspeicheldrüse.
- Erleichtert die Entgiftung (Drogen, Medikamente, Alkohol, Zigaretten).
- Unterstützt die Konzentrationsfähigkeit und die Verständnisfähigkeit.
- Fördert die Anpassungsfähigkeit.

- Schützt vor Feinden und allzu zudringlichen Menschen.
- Hilft, Angstzustände zu bekämpfen.
- Fördert Weisheit und Selbstbeherrschung.

4

Chalzedon · Merkur · Mittwoch · Resch

- Stärkt das Immunsystem.
- Schützt das Herzgefäßsystem, kämpft gegen Arthritis (Gelenkentzündungen).
- Bekämpft Osteoporose.
- Verbessert die Festigkeit der Nägel.
- Erhöht die Ausdrucksfähigkeit, kämpft gegen Heiserkeit.
- Schützt vor Bindehautentzündung.
- Mindert Aggressivität, lindert Melancholie und Hypersensibilität, lässt Kummer leichter überwinden, bekämpft Depressionen.
- Entwickelt Gelassenheit und Weisheit.

5

Karneol · Fische · Koph

- Verringert Krampfadern, Hämorrhoiden und Arthritis.
- Mindert Neuralgien.
- Verbessert den Energiekreislauf.
- Lindert jahreszeitlich bedingte Allergien, besonders Heuschnupfen.
- Wirkt stärkend.
- Erleichtert die Entgiftung.
- Kämpft gegen Impotenz, stimuliert die Libido und erhöht die sexuelle Leistungsfähigkeit.
- Bekämpft Unfruchtbarkeit.
- Hilft, Magersucht zu behandeln.
- Besänftigt Zorn.
- Erleichtert die Kommunikation.
- Hilft, zu verstehen und Gefühlsblockaden zu lösen.

6

Bergkristall · Luft · Aleph

- Unterstützt den Genesungswillen.
- Stärkt die Immunkräfte.
- Wirkt als Stärkungsmittel.
- Lindert Nervosität und Angstzustände.
- Verringert Herzjagen.
- Fördert die Ausscheidung von Giften, sei es Nikotin, Alkohol, Medikamente oder Drogen.
- Hilft bei Magenschleimhautentzündung und Dickdarmerkrankungen.
- Fördert die Verarbeitung von Kalzium im Bereich der Knochen und kämpft gegen Osteoporose.
- Verbessert den Zustand von Nägeln und Haaren.
- Verzögert das Nachlassen der Sehkraft.
- Stärkt Selbstvertrauen und Gedächtnis.

7

Chrysolith · Wassermann · Tsade

- Kämpft gegen Osteoporose.
- Nützlich bei Blutarmut und Schwäche.
- Hilft bei Dickdarmerkrankungen und Magenschleimhautentzündung.
- Verringert Leberprobleme.
- Beruhigt Herzklopfen und Schmerzen in der Herzgegend.
- Senkt Fieber.
- Entwickelt Geduld, Sinn für Genauigkeit und Ordnung.
- Erhöht das Selbstvertrauen.
- Stimuliert intellektuelle Fähigkeiten.

8

Chrysopras · Saturn · Samstag · Beth

- Kämpft gegen Arthritis, Rheuma und Krämpfe.
- Hilft, wiederholte Infektionen zu besiegen.

- Lindert Aufregung und verringert die Häufigkeit solcher Anfälle.
- Stimuliert die Libido und kämpft gegen Impotenz.
- Erleichtert die Reinigung des Organismus.
- Hilft gegen Verfolgungswahn.
- Lindert Aggressivität, Impulsivität und Zorn.

9

Diamant · Feuer · Shin

- Erleichtert das Abnehmen.
- Hilft bei der Ausscheidung von Giften wie Nikotin, Alkohol, Medikamenten und Drogen.
- Hilft, Gelbsucht und Nierensteine zu verringern.
- Hilft im Kampf gegen Diabetes (Zuckerkrankheit).
- Lindert Blasensteine.
- Verringert Arthritis. Mildert Aggressivität.
- Hilft, Komplexe zu besiegen. Entwickelt Mäßigkeit und Toleranz.
- Erleichtert das Verständnis von Träumen.

10

Smaragd · Waage · Lamed

- Bessert Sehschwäche.
- Mindert Herzjagen, Herzenge und das Gefühl, einen eisernen Ring um die Brust zu haben.
- Kämpft gegen Arthritis und Rheuma.
- Lindert Kopfschmerzen und Migräne.
- Mindert Entzündungen und chronische Vereiterungen.
- Kämpft gegen chronische Nasenschleimhautentzündung und Bronchitis.
- Bessert Dickdarmleiden.

11

Hyazinth · Venus · Freitag · Phe

- Bessert Sehprobleme.
- Senkt Fieber.
- Lindert allergische Ekzeme und Hautausschläge. Hilft Lungenkrankheiten zu bekämpfen.

- Verbessert Venenleiden und Hämorrhoiden.
- Verringert Brustenge und Angstzustände.
- Entwickelt Frohsinn und Intelligenz.
- Mäßigt Leidenschaften und verringert die fleischlichen Gelüste.
- Fördert die Entspannung und wirkt gegen Stress.

12

Jaspis · Zwillinge · Zain

- Kämpft gegen verminderte Hörfähigkeit und Mittelohrentzündung.
- Verringert Nasenschleimhautentzündungen und wiederholte Angina (Halsentzündung).
- Verringert Lungeninfektionen.
- Lindert Arthritis, Arthrose (Gelenkverschleiß) und Ischias.
- Hilft gegen Arterienentzündungen und Gefäßprobleme.
- Lindert Herzrhythmusstörungen und Engegefühl in der Brust.

- Schützt Kinder vor Infektionskrankheiten.
- Schützt vor Schlangen und der »Schlange« der Verführung.
- Verbessert die Redegewandtheit und hilft Anwälten und Rednern bei Lampenfieber.
- Fördert die intellektuelle Klarheit und die Konzentrationsfähigkeit.
- Besänftigt Aggressionen und Zorn.
- Vertreibt Alpträume.

13

Lapislazuli · Jupiter · Donnerstag · Ghimel

- Steigert die Abwehrkräfte des Körpers.
- Verringert die Empfindlichkeit von Kehle und Lunge.
- Hilft im Kampf gegen Angina, Stirnhöhlenvereiterung und chronische Bronchitis.
- Lindert Ödeme.
- Verringert Ekzeme und Ausschlag.
- Verbessert die Fehlfunktion der Drüsen.

- Fördert die Kommunikation.
- Verringert den Wunsch, sich zurückzuziehen.
- Kämpft gegen Schüchternheit und Angstgefühle.
- Entwickelt die Fähigkeit, Träume zu interpretieren.

14

Malachit · Mond · Montag · Thau

- Erleichtert die Nierenausscheidung.
- Lindert Gastritis.
- Verbessert Diabetes.
- Kämpft gegen Arthritis und Arthrose.
- Erleichtert Verrenkungen, Sehnenscheidenentzündungen und Ischias.
- Reguliert die Monatsblutung.
- Verringert Osteoporose in den Wechseljahren.
- Schützt vor Strahlungen, vor allem elektromagnetischer Art.
- Verringert Strahlungsschäden.
- Kämpft gegen Verdrängungstendenz und erleichtert den Selbstausdruck.

- Stimuliert und erhöht die Konzentrationsfähkeit.
- Erleichtert die spirituelle Entwicklung.

15

Onyx · Schütze · Samech

- Verringert Sehprobleme und verminderte Sehschärfe.
- Hilft bei Ohrensausen.
- Kämpft gegen Haarausfall und empfindliche Nägel.
- Lindert Engegefühle und Schmerzen im Brustbereich.
- Erleichtert Rückenschmerzen.
- Verbessert Magenschmerzen.
- Erhöht die Immunkräfte.
- Fördert die Genesung.
- Hilft gegen Melancholie.
- Erlaubt, gegen Egozentrik und Egoismus zu kämpfen.
- Senkt Fieber.

16

Perle · Wasser · Mem

- Verringert Kopfschmerzen.
- Bessert Verdauungsprobleme und Gastritis.
- Bekämpft Dickdarmerkrankungen.
- Erleichtert die Wechseljahre.
- Lindert monatliche Regelschmerzen und verringert die durch die Regel hervorgerufenen Probleme.
- Erleichtert die Entdeckung der Funktionsweise des Unterbewusstseins.
- Lindert Nervosität und Angstzustände.

17

Rubin · Krebs · Chet

- Hilft, gegen Infektionskrankheiten zu kämpfen.
- Trägt dazu bei, die Abwehrkräfte des Immunsystems zu stärken.
- Verringert Darmstörungen und Durchfall.
- Senkt Fieber.

- Erleichtert Kopfschmerzen.
- Kämpft gegen Arthritis.
- Kämpft gegen Pessimismus und Entmutigung.
- Verbessert den Willen, den Mut und die Ausdauer.
- Hilft, sich psychisch zu stabilisieren.
- Korrigiert die Tendenzen zu Herrschsucht und Egoismus.

18

Saphir · Stier · Vau

- Bringt Bindehautentzündungen zum Verschwinden.
- Verbessert Gefäßverkalkung und Krampfadern.
- Kämpft gegen Arthritis.
- Lindert Kopfschmerzen.
- Hilft, gegen Depressionen anzugehen.
- Schwächt Ungeduld und Aggressivität.
- Verbessert das Verständnis für Menschen, Sachverhalte und Situationen.

- Beruhigt grundlose Leidenschaften.
- Verringert Stress und stärkt das Selbstvertrauen.
- Beseitigt innere Spannung.

19

Sarder · Mars · Dienstag · Daleth

- Hilft im Kampf gegen Infektionen.
- Trägt dazu bei, wiederholte Mittelohrentzündungen zu verringern.
- Verbessert Blasenprobleme und Dickdarmkatarrh.
- Fördert Nierenausscheidungen.
- Schärft den Verstand.
- Kämpft gegen Depressionen.
- Erfüllt die Seele mit Freude.

20

Sardonyx · Sonne · Sonntag · Kaph

- Verringert Durchfall.
- Lindert übermäßiges Schwitzen.

- Bringt Ruhe und verringert Nervosität.
- Wirkt gegen Zorn.
- Mäßigt Leidenschaften.
- Stärkt den Willen.
- Erhöht die Gewissenhaftigkeit.
- Bringt Glück.

21

Topas · Löwe · Theth

- Hilft, Fluor im Körper einzulagern.
- Lindert Arthritis und Arthrose.
- Verbessert Bindehautentzündung.
- Schützt vor grauem Star.
- Besänftigt Venenstörungen und Hämorrhoiden.
- Erhöht die natürlichen Abwehrkräfte.
- Verringert Gallensteine.
- Lindert Störungen der Wechseljahre.
- Fördert die Behandlung gegen Unfruchtbarkeit.
- Hilft gegen Abszesse, Furunkel und Ekzeme.

22

Türkis · Widder · He

- Heilt die Folgen von Verletzungen.
- Lindert Muskelkrämpfe und Verstauchungen.
- Hilft, gegen Infektionen vorzugehen.
- Leitet Umweltgifte aus.
- Wirkt stärkend.
- Baut Stress ab.
- Hilft, die Persönlichkeit und die Kommunikationsfähigkeit zu entwickeln.
- Verbessert das Gedächtnis.
- Erhöht die Kreativität.

★

Die zusammengesetzten Biotinkturen

Gegenwärtig werden verschiedene Edelsteintinkturen als Nahrungsergänzung angeboten, die eine bessere Grundlage schaffen und die Mangelerscheinungen im Organismus kompensieren sollen.

Einige davon sind in Geschäften erhältlich, die auf biologische Produkte spezialisiert sind. Wir führen vier davon auf.

Regenerierungstinktur

Man verwendet sie zur Stärkung des Immunsystems und gegen wiederholt auftretende Infektionen:

- Bergkristall
- Diamant
- Onyx
- Perle

Beruhigungstinktur

Sie wird wegen ihrer beruhigenden Wirkung bei übergroßen Angstzuständen, Depressionen und Nervosität geschätzt:

- Saphir
- Topas
- Hyazinth
- Chrysolith

Ausleitungsstinktur

Sie findet bei erschwerter Entgiftungsfunktion der Leber bzw. der Ausscheidung der Nieren Anwendung:

- Achat
- Aquamarin
- Amethyst
- Türkis

Entzündungshemmende Tinktur

Sie hilft bei der Behandlung von Arthrose und chronischen Entzündungen:

- Rubin
- Chrysopras
- Karneol
- Jaspis

★

Steine und Spiritualität

Wir schlagen Ihnen eine Übung zur Persönlichkeitsentwicklung mithilfe der 18 biblischen Steine vor. Diese Übung soll es Ihnen ermöglichen, durch Befragung der Steine Antwort auf einige Fragen zu erhalten und den Weg zu mehr Erkenntnis zu beschreiten.

Jeder Stein sendet eine andere Energie aus. Jeder Stein wird Ihnen eine andere Botschaft - Tugend oder Schwäche - übermitteln. Erlauben Sie den Steinen, mit Ihnen in Kontakt zu treten und mit Ihnen zu kommunizieren. Die Steine werden Ihnen helfen, und Sie werden Ihrerseits anderen helfen können, wie die Menschen früherer Zeiten es vor uns getan haben. So werden Sie Ihr spirituelles Niveau heben und in der Verwirklichung Ihres eigenen Selbst vorankommen.

Die Auswahl der 18 Steine

Steine auszuwählen bedeutet auch, von ihnen erwählt zu werden. Nehmen Sie sie in die Hand, schließen Sie die Augen, konzentrieren Sie sich. In Ihrer Handfläche werden Sie ein Pulsieren spüren, Kribbeln, Wärme ... Wenn Sie die Steine nicht selbst auswählen können, können Sie sie sich per Versand zukommen lassen. Da es keinen Zufall gibt, werden Sie genau die Steine erhalten, die für Sie bestimmt sind.

Die Ausrüstung

Neben den 18 Steinen benötigen Sie zwei Kästchen.

- eines, in dem Sie Ihre Steine aufheben, jeden in seinem eigenen Fach,
- eines, in dem Sie sie mischen, um drei daraus zu ziehen.

Die Technik

- Reinigen und programmieren Sie Ihre Steine vor und nach jeder Anwendung entsprechend der Energiearbeit, die Sie von ihnen verlangen.
- Legen Sie sie gemeinsam in das dafür vorgesehene Kästchen, und schließen Sie einige Sekunden die Augen, um zu jedem Stein einen Schwingungskontakt herzustellen.

- Mischen Sie die Steine, wobei Sie sich konzentrieren, und wählen Sie dann, mit geschlossenen Augen, drei aus, die Sie nacheinander aus dem Kästchen nehmen.
- Legen Sie die Steine nach folgendem Schema aus:

(1) 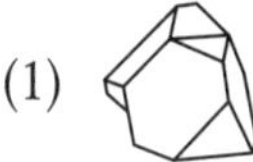

(2) 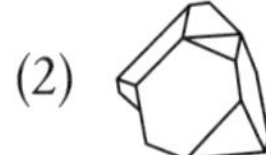

(3) 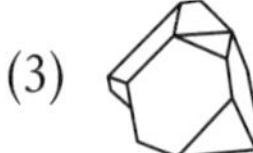

- Der obere Stein (1) entspricht Ihrer momentanen körperlichen, der in der Mitte (2) Ihrer gefühlsmäßigen und der Untere (3) Ihrer spirituellen Verfassung. Die zusammenfassende Tabelle hilft Ihnen, die Botschaft der Steine zu interpretieren.
- Wenn Sie mit der Arbeit fertig sind und nachdem Sie die Botschaft der Steine interpretiert haben, können Sie darüber meditieren, welche

Bedeutung diese drei Worte für Sie haben und wie sie sich in Ihrem Leben zum Zeitpunkt der Ziehung und, warum nicht, in Ihrer Vergangenheit und Zukunft manifestieren.

Stein	Physische Schwingung	Emotionale Schwingung	Spirituelle Schwingung
Jaspis	Spannkraft	Begeisterung	Meditation
Türkis	Depression	Kommunikation	Schutz
Saphir	Entspannung	Identität	Ergebenheit
Chalzedon	Melancholie	Hellseherische Träume	Frieden
Smaragd	Müdigkeit	Sexualität	Prophezeiung
Rubin	Stress	Vertrauen	Suche
Sardonyx	Aggressivität	Abhängigkeit	Barmherzigkeit
Topas	Kraft	Optimismus	Glaube
Sarder	Labilität	Unterscheidungsvermögen	Reinheit

Stein	Physische Schwingung	Emotionale Schwingung	Spirituelle Schwingung
Amethyst	Immunität	Gleichgewicht	Verzicht
Chrysolith	Heilung	Gefühlsbeherrschung	Erkenntnis
Aquamarin	Allergie	Leidenschaft	Reinigung
Beryll	Reinigung	Durchsetzungskraft	Hellsichtigkeit
Onyx	Unterdrückung	Sieg	Einweihung
Chrysopras	Konzentration	Komplexe	Innenschau
Achat	Redekunst	Sensibilität	Klarheit
Hyazinth	Widerstandskraft	Glücklichsein	Aufgabe
Karneol	Wohlbefinden	Glück	Harmonie

Ziel dieser Arbeit mit den Steinen ist es, Ihnen dabei zu helfen, etwas in Ihnen zu verändern. Mithilfe dieser neuen Energie werden Sie sehr positive Ergebnisse erzielen.

Seien Sie immer ehrlich, wenn Sie die Steine ziehen und über die Worte meditieren, die Ihnen vorgeschlagen werden. Es ist wichtig, mithilfe der Vergangenheit in der Gegenwart zu leben, denn es ist der gegenwärtige Moment, der die Zukunft erschafft. Leben Sie nicht zu schnell! Sie erschaffen sich selbst im Hier und Jetzt.

»Für ein bewusstes Wesen bedeutet existieren, sich ändern, reifen, sich ewig selbst erschaffen.«

Henri Bergson

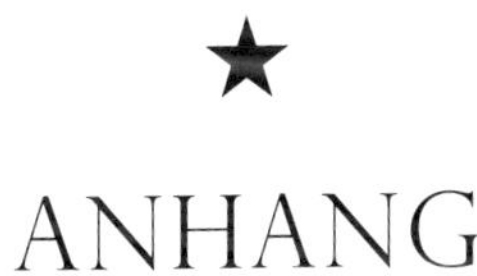

ANHANG

★

Aufbewahrung & Reinigung der Steine

Den Transport eines Steins sollten Sie in einer wattierten Hülle vornehmen, damit er nicht beschädigt wird. Jeder Kristall wird in eine kleine, mit Naturseide gefütterte Tasche gesteckt, die ihn vor äußeren magnetischen Verunreinigungen schützt.

Kristalle, die offen ausliegen, sollten Sie auf Holz oder auf Glas platzieren, nicht auf Metall.

Reinigung

In den Büchern, die sich mit Kristallen beschäftigen, wird eine Vielzahl von Methoden beschrieben, aber ich benutze gewöhnlich die Salzwasserreinigung, denn dieses Verfahren ist zuverlässig.

Das grobkörnige, nicht raffinierte und in Leitungswasser aufgelöste Meersalz fokussiert sowohl die positive Sonnenenergie, die sich während der Verdunstung des Meerwassers in den Salzkristallen gesammelt hat, als auch die negativen Energien des Wassers – die wahren Energien unserer Mutter Erde.

- Tauchen Sie Ihre Kristalle sieben Tage lang in eine gesättigte Lösung aus Meersalz und Wasser. Eine gesättigte Lösung erkennt man daran, dass das Salz sich nicht mehr auflöst. Das Behältnis sollte vorzugsweise aus Glas oder Plastik sein, nicht aus Metall.
- Nach sieben Tagen sind die Kristalle gereinigt und werden in nicht zu kalkhaltigem Wasser – da der Kalk sonst Spuren hinterlassen könnte – abgespült und mit einem sauberen Naturfaser-Tuch aus Baumwolle, Leinen o. Ä. getrocknet.

Im Anschluss daran können Sie Ihre Kristalle programmieren oder zu einem Teil Ihrer Wohnungseinrichtung machen; es besteht nun keine Gefahr mehr, dass die atmosphärischen Schwingungen stören.

Achtung! Einige Kristalle, wie ***Malachit,*** *vor allem poliert,* ***Pyrit, Schwefel*** *und* ***Chalzedon*** *könnten durch Salzwasser Schaden nehmen. Diese empfindlicheren Kristalle sollten unter fließendem Wasser* *gereinigt und dann im Sonnenlicht wieder aufgeladen werden.*

- Eine andere Methode, den Kristall wieder ins Gleichgewicht zu bringen, besteht darin, ihn mit der Unterseite so einzugraben, dass die Spitze zur Sonne zeigt.
- Nicht zu große Kristalle können auch gereinigt werden, indem man sie in trockenes Meersalz legt. Das gilt für die meisten Schmuckstücke, die regelmäßig getragen worden sind - neu, gebraucht oder geerbt -, seien sie aus Gold, Edelsteinen oder Halbedelsteinen. Auch sie sind von Hand zu Hand gegangen, und es ist daher wünschenswert, sie vor dem Tragen auf die eine oder andere Art zu reinigen.

Allerdings vertragen nicht alle Kristalle Sonne und Wasser, daher sollten Sie sich zuvor informieren oder ihr Pendel nach der besten Lösung fragen.

Die Häufigkeit der Reinigung

Dienen die Kristalle an einem neutralen Ort im Haus als Dekoration, genügt es, sie einmal zu reinigen, bevor sie aufgestellt werden. Liegen sie an einem »verschmutzten« Ort - beispielsweise durch Elektrosmog verunreinigt - ist eine ca. zweimonatliche Reinigung empfehlenswert. Man kann das Pendel verwenden, wobei man davon ausgeht, dass bei weniger als einer zehnprozentigen Verschmutzung keine Reinigung notwendig ist.

Was die Reharmonisierungssteine betrifft, so wird man während der Programmierung ein Selbstreinigungsprogramm einspeichern. Eine regelmäßige Reinigung wird somit unnötig, und man kann sich darauf beschränken, sie von Zeit zu Zeit unter einen Wasserstrahl zu halten.

Die Programmierung des Kristalls

Eigentlich ist die Reinigung des Kristalls eine Art Entprogrammierung, bevor er wieder neu programmiert wird. Falls Sie dem Kristall, nachdem er gereinigt ist, eine bestimmte Information oder Anweisung geben möchten, so müssen Sie ihn programmieren.

Bei Psychometrie-Übungen hat man festgestellt, dass ein Mensch, der unter Stress steht oder schwer krank ist, diese Schwingungen auf den Kristall entlädt, der die Information speichert. So hat man entdeckt, dass man den Kristall programmieren kann.

Eine Freundin von mir hatte einen wunderschönen Ring mit eingefasstem Diamant geschenkt bekommen. Jedes Mal, wenn sie ihn mehrere Tage hintereinander trug, wurde sie depressiv. Nachdem sie herausgefunden hatte, dass ihre Gemütszustände mit dem Tragen des Ringes zusammenhingen, entschloss sie sich, auf ihn zu verzichten.

Diese Geschichte bringt mich dazu, eine wichtige Warnung auszusprechen: Kristalle sollten nur von Menschen benutzt werden, die keine psychischen Probleme haben. Wer beispielsweise zu Depressionen neigt, sollte den Kontakt mit Kristallen vermeiden. Aufgrund ihrer verstärkenden Eigenschaften könnten sie einen bereits schwierigen psychischen Zustand noch verschlimmern. Dies gilt auch für Edelsteine oder Halbedelsteine, die als Schmuck getragen werden.

Programmieren, wozu?

Einen **Amethyst** können wir beispielsweise darum bitten, uns dabei zu helfen, die Erinnerung an unsere Träume zu bewahren; einen **Obsidian** können wir auffordern, während unserer Meditation die negativen, in unserer Kindheit gespeicherten Erinnerungen wieder ins Bewusstsein zu holen, wodurch wir gewisse negative Verhaltensweisen korrigieren können; einen **Milchquarz** können wir bitten, unseren energetischen Schutz zu erhöhen; manche Kristalle, bei denen wir spüren, dass sie dafür geeignet sind, können uns klassische Musik näherbringen - nicht alle Steine lieben Musik und werden es Ihnen zeigen, falls dies der Fall sein sollte; andere können uns bei der Visualisierung von Farben helfen - eine wichtige Fähigkeit, wenn man an seiner eigenen Entwicklung arbeiten, seine Fähigkeit der Hellsichtigkeit und Hellhörigkeit ausbauen und Reharmonisierungen durchführen möchte.

Programmieren, aber wie?

Damit eine echte Programmierung möglich ist, muss die innere Einstellung vom Herzen kommen. Das ist die geistige unumgängliche Voraussetzung. Und so geht man vor:

- Sie brauchen einen Raum, in dem Sie sich wohlfühlen und ungestört sind. Sie können diesen

Moment der Einheit mit dem Kristall durch Musik, die Sie lieben und die der Stimmung entspricht, begleiten.

- Während der Programmierung sollten Sie folgendes Gebot im Gedächtnis behalten: konzentrierte, klare und positive Gedanken.
- Schreiben Sie Ihre Gedanken, wenn nötig, auf, um sie klar zu formulieren und nicht nach Worten suchen zu müssen.
- Dann stellen Sie einen engen Kontakt zu Ihrem Stein her, indem Sie ihn in der linken Hand halten. Da diese mit der rechten Hirnhälfte verbunden ist, können Sie diesen Moment so besser in seiner ganzen Tiefe erfahren.
- Hat der Kristall eine Spitze, wie beispielsweise Milchquarz, dann muss diese auf den Körper gerichtet sein und sich in Ihre Handfläche schmiegen.
- Nun kommunizieren Sie mit der Seele des Kristalls, den Sie als vollwertiges Wesen betrachten, so als hätten Sie einen kleinen Vogel in der hohlen Hand. Sie kommen selbst aus der Erde und

bestehen aus der gleichen Substanz, Sie können auf ganz natürliche Weise mit dem Kristall in Resonanz treten. In diesem Moment findet ein echter energetischer Austausch statt.

- Befreien Sie Ihren Geist für ungefähr zehn Minuten und bringen Sie Ihre Gedanken zum Schweigen, denn wenn die Gedanken in Aktion treten, kommt es zu einer gestörten Verbindung zwischen der rechten und linken Hirnhälfte.

»Beobachtet interessiert und liebevoll.
Dann beobachtet Ihr das Geschehen –
nicht die Idee, sondern die Tatsachen –
voller Interesse und Zuneigung. Man nähert
sich dem, was ist, es gibt also kein Urteil, keine
Verurteilung, man ist frei von Widersprüchen.«

(Krishnamurti).

In diesem Moment sind die Empfindungen sehr unterschiedlich, denn nicht nur die Kristalle sind verschieden, auch unsere Sensibilität verändert sich. Hier einige Beispiele der Erlebnisse, die bei Seminaren am häufigsten zu beobachten sind: der sehr klare Eindruck, dass der Herzschlag aus der Hand kommt;

eine Energie, die von der linken in die rechte Hand fließt oder zu einer Stelle im Körper führt oder ein kurzfristig ausgelöster Schmerz; ein Gefühl von Kälte oder Wärme; das Empfinden wunderschöner Landschaften, über die man fliegt; eine Reise im Wasser; ein Gefühl der Fülle, des Wohlbefindens ...

Diese sehr unterschiedlichen Eindrücke zeigen, dass der Kontakt mit dem Stein hergestellt ist und man eine bestimmte, für ihn vorbereitete Botschaft in sein Gedächtnis eingravieren kann:

- Wenden Sie sich an den Kristall, als würden Sie zu sich oder zu einem kleinen Kind, das Sie sehr gern haben, sprechen, einfach mit dem Herzen, denn die einzige Energie, die die feinstofflichen Ebenen erreicht und die mit ihnen in Resonanz treten kann, ist die Energie der Liebe.

- Als Erstes, und zur Vorsicht, bitten Sie den Kristall, alles, was negativ sein könnte, aus seinem Gedächtnis zu löschen und keinerlei negative Programmierung anzunehmen, egal, ob sie nun von Ihnen kommt oder anderen Ursprungs ist.

- Geben Sie dann die Programmierung ein, die Sie zuvor auf einem Blatt notiert haben.

- Schließen Sie mit einem Selbstreinigungsprogramm, beispielsweise: »Mögen alle Energien, die durch dich hindurchgehen, zu positiven Energien werden«. Möchte man den Kristall für die Re-Harmonisierung benutzen, ist das sehr nützlich, um sicherzugehen, dass er niemals zum Kanal negativer Energien werden kann.

Andererseits ist es wichtig, niemals eine dritte Person in die Programmierung eines Kristalls miteinzubeziehen, selbst wenn diese einverstanden wäre, denn niemand kann ermessen, was eine solche Programmierung später mit sich bringen könnte, und daher ist niemand in der Lage, diese Entscheidung aus freiem Willen zu treffen. Eine solche Programmierung hätte auch Auswirkungen auf unser eigenes Karma.

Am Ende der Programmierung lassen Sie Ihren Geist wieder zur Ruhe kommen, indem Sie ungefähr zehn Minuten lang die Augen schließen oder in die Flamme einer Kerze schauen. Sie werden neue Empfindungen verspüren, die anders sind als vor der Programmierung, was zeigt, dass Ihr Kristall jetzt bereit ist, Ihnen bei der ihm anvertrauten Aufgabe zu helfen.

Es ist möglich, in einen einzigen Kristall mehrere Programmierungen einzugeben. Sie müssen dem Kristall, wenn Sie sich seiner bedienen, dann nur mitteilen, welche Programmierung zu welchem Zeitpunkt aktiv sein soll.

★

Schlussbemerkung

Wir haben die Steine und ihre heilige Essenz kennengelernt, die eng mit den Tierkreiszeichen verbunden ist, und haben uns so aus unserem Fels herausgeschält und uns nach und nach in einen geschliffenen Stein, einen Edelstein, verwandelt.

Alle diese Steine sind eine Verbindungslinie zwischen Mutter Erde und Vater Himmel. Sie sind die Führer der Menschen auf ihrer Suche nach Vollkommenheit.

Der Preis für diese Verwandlung ist eine Reise, die häufig schmerzhaft und voller Fallstricke ist, denn es sind die Prüfungen, in denen der Mensch erwacht, sich offenbart. Man muss lernen, über sich selbst zu siegen, seinen Zorn, seinen Groll zu beherrschen und sich der Liebe zu öffnen, die es ermöglicht, all diese Schwierigkeiten zu überwinden und die Dunkelheit zu vertreiben.

Jede mit einem Stein vollbrachte Arbeit hilft uns, unser Schicksal zu verwirklichen und unterstützt uns in den schwierigen Momenten. Wir sollten die

Botschaft des Hermes Trismegistos nicht vergessen: »Was unten ist, ist wie das, was oben ist, und was innen ist, ist wie das, was außen ist; durch diese Dinge geschieht das Wunder eines einzigen Dings. Und wie alle Dinge das Eine sind und von ihm kommen, durch die Meditation des Einen, so sind alle Dinge durch Anpassung aus diesem einzigen Ding gekommen.«

Die Steine sind ein göttliches Geschenk, und man muss sich ihnen respektvoll, voller Glaube, Demut und Ausdauer nähern. Und das Licht, das sie in uns entzünden, das können wir verbreiten.

Für Hildegard von Bingen stellen die Steine die Tugenden, Gaben wie Leben, Gesundheit, Geist dar, die der Schöpfer den Menschen geschenkt hat. Paracelsus meint, dass das Universum Ort ständiger Verwandlungen ist, und ist überzeugt, dass man die menschlichen Grenzen der Erkenntnis bis zur Perfektion überschreiten kann. So wird sich unser roher Stein in den Stein der Weisen, das Elixier ewigen Lebens, verwandeln, und uns die Tür zum Himmlischen Jerusalem öffnen.

»Bittet und es wird euch gegeben;
suchet und ihr werdet finden;
klopfet an, und es wird euch aufgetan.
Denn jeder, der bittet, empfängt;
und wer sucht, der findet, und wer anklopft,
dem wird aufgetan werden.«

(Matthias VII, 7-9)

Monique und Jean-Marie Paffenhoff

★

Bibliografie

Daniel Mantez

Antz, André: *Nourriture de vie, nourriture de mort,* éditions Edrin.

Chalvin, Dominique: *Utiliser tout son cerveau*, ESF éditeur.

Châtelain, Claude und Christophe: *La Santé*, Genf.

Drouot, Patrick: *Guérison spirituelle et immortalité*, éditions du Rocher, Monaco, France Loisirs, Paris.

de Michele, Vincenzo: *Le Monde des cristaux,* éditions Atlas.

Leadbeater, C.W.: *Die Chakras*, Hermann Bauer Verlag.

Llopis, Dr. Pierre-Armand, Llopis, C.: *La Psychosynthèse*, Besançon.

Marié, Éric: *Astrologie et médecine ésotérique*, éditions Paracelse.

Meunieur, Pierre-Henri: *La Santé vient en mangeant,* PHM éditions, Dôle.

Odoul, Michel: *Dismoi où tu as mal!*, éditions Dervy.

Raphaell, Katrina: *Wissende Kristalle,* Ansata Verlag.

Rimpoche, Sogyal: *Das tibetanische Buch vom Leben und Sterben,* O.W. Barth Verlag.

Risch, Hubert: *L'Acupuncture raisonnée*, Band I und II, Maloine SA éditions, Paris.

Ross, Jeremy: *Zang-Fu - die Organsysteme der traditionellen chinesischen Medizin,* Medizinisch-Literarischer Verlag.

Zeberio, José Tomas: *Les Lois de l'évolution créatrice,* éditions Guido, Gand.

Monique und Jean-Marie Paffenhoff

Agenet-Pagni, Isoline: *Hérakles, ce héros en nous*, éditions Dervy.

Arroyo, Stephen: *Astrologie, Psychologie und die vier Elemente,* Rowohlt Taschenbuch Verlag.

Bailey, Alice A.: *Die Arbeiten des Herkules,* Edis.

Bayeet, Jean: *Les Origines de l'Hercule romain,* éditions de Boccard.

Boschiero, Reynald Georges: *Dictionnaire des pierres utilisées en lithothérapie*, éditions Vivez Soleil.

Brandy, Arati: *Les Pierres, tradition initiatique d'hier et d'aujourd'hui*, éditions Amrita.

Minéraux et pierres précieuses, PML éditions.

Charly, Samson: *Manuel d'utilisation de la boule de cristal,* Librairie de l'inconnu.

Chocron, Daya Sarai: *Heilen mit Edelsteinen*, Verlag Heinrich Hugendubel.

Condé, Bernard-Georges: *Traité de cristallomancie,* éditions du Lion d'Or S.A.

Coquet, Michel: *Les Pierres précieuses dans la science des sept rayons,* éditions l'Or du Temps.

Crozier, Bernard: *Cours d'astrologie*, éditions du Rocher.

Dogna, Michel und Kraffe, Marie-Joëlle: *Élexirs minéraux,* éditions Guy Trédaniel.

Esner, Joanne: *Réincarnation et renaissance intérieure*, éditions Jacques Grancher.

Hamilton, Edith: *La Mythologie*, éditions Marabout Histoire.

Hertzka, Gottfried, Strehlow, Wighard: *Die Edelstein-Medizin der heiligen Hildegard*, Hermann Bauer Verlag.

Lamaison, J.: *La légende d'Hercule*, éditions Larousse.

Tessier, Élizabeth: *Astrologie passion*, éditions Hachette.

Tonossi Parimal, Danielle: *Les Élexirs de cristaux,* édition Recto Verseau.

Paffenhoff, Jean-Marie: *Die Engel Deines Lebens,* Verlag Die Silberschnur.

Paffenhoff, Jean-Marie: *Retrouvez la forme et la santé en découvrant les secrets cachés de la Kabbale*, éditions Jérôme Do Betzinger, Colmar 1993.

Payeur, Charles-Raphaël: *Pierres et initiation*, éditions Montorgueil. Sand, Sara: *Ces astres qui vous font signe,* éditions Tchou.

Simon, Marcel: *Hercule et le christianisme,* Les Belles Lettres.

Thibaud, Robert-Jacques: *Symbolique des apôtres, itinéraire initiatique de la Légende dorée au zodiaque*, éditions Dervy.

Vedrine, Hettie Henriette: *Pouvoirs cachés et magie des pierres pécieuses*, éditions De Vecchi.

Virya: *Kabbale extatique*, éditions G. Lahy.

Virya: *Le grand oeuvre de Jonas,* éditions G. Lahy.

Virya: *Le Sepher Yestsirah*, éditions G. Lahy.

Walker, Barbara: *Cristaux, mythes et réalités*, éditions Dangles.

★

Literatur

[1] *Grundlage für die Übersetzung sämtlicher Bibelzitate aus dem Französischen ist die katholische Bibel. (Anm. d. Übers.)*

[2] *Siehe »Die Engel Deines Lebens«, J.-M. Paffenhoff, Verlag »Die Silberschnur«.*

[3] *großer achteckiger, von Arkaden eingefasster Platz in Paris in der Nähe des Palais Royal. (Anm. d. Übers.)*

[4] *Muttermale heißen im Französischen auch »tâches de vin«, Weinflecken. (Anm. d. Übers.)*

[5] *Eine bekannte französische Kindergeschichte: Die Ziege des M. Seguin, die immer in den Wald möchte, läuft eines Tages trotz aller Warnungen fort. Während M. Seguin sie überall sucht, ist sie dem Wolf, vor dem ihr Herr sie immer gewarnt hat, begegnet und kämpft mutig die ganze Nacht hindurch um ihr Leben, wird aber am Ende doch von ihrem Feind gefressen. (Anm. d. Übers.)*

★

Über die Autoren

Jean-Marie Paffenhoff, Autor von »Die Engel Deines Lebens« (Verlag »Die Silberschnur«) hat die westlichen Überlieferungen erforscht und schöpft aus seinem Wissensschatz über die Kabbala.

Monique Paffenhoff enthüllt die althergebrachte Kunst der Weissagung mithilfe der Steine und ihrer Anwendung im Alltag.

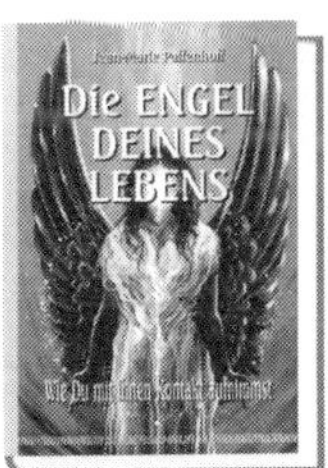

304 Seiten, gebunden
ISBN 978-3-931652-17-3
€ [D] 16,90

Jean-Marie Paffenhoff

Die Engel Deines Lebens

Wie Du mit ihnen Kontakt aufnimmst

Die Schutzengel, die uns während unseres gesamten Lebens unterstützen, werden hier vorgestellt. Der Autor erklärt, wie wir unsere drei persönlichen Schutzengel entdecken und mit ihnen in Verbindung treten können: Der physische Schutzengel hilft bei Krankheit oder finanziellen, rechtlichen oder beruflichen Sorgen. Bei Beziehungsschwierigkeiten hilft uns ein emotionaler Schutzengel und bei unserer Persönlichkeitsentwicklung ein spiritueller Führer.

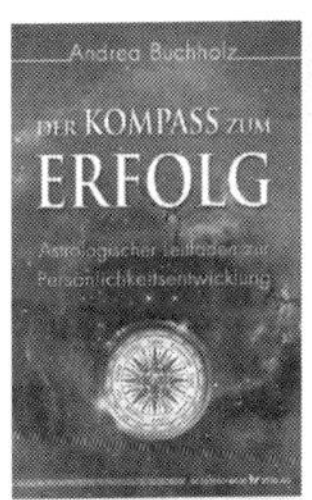

264 Seiten, broschiert,
ISBN 978-3-89845-433-9
€ [D] 14,95

Andrea Buchholz

Der Kompass zum Erfolg

Astrologischer Leitfaden zur Persönlichkeitsentwicklung

Andrea Buchholz beweist in diesem Buch, wie jeder mithilfe der Astrologie das Drehbuch seines Lebens völlig neu schreiben kann.
Sie zeigt, an welchem Ort der Erde sich das Potenzial eines Horoskops am besten entfaltet, und veranschaulicht, dass der Erfolg manchmal nur einen Umzug weit entfernt liegt. Mit den kritischen Graden finden Sie die schwierigen Themen Ihres laufenden Jahres heraus und vermeiden Sie dadurch manch kritische Situation. Sie zeigt, wie jeder Mensch sein Leben erfolgreich gestalten kann.

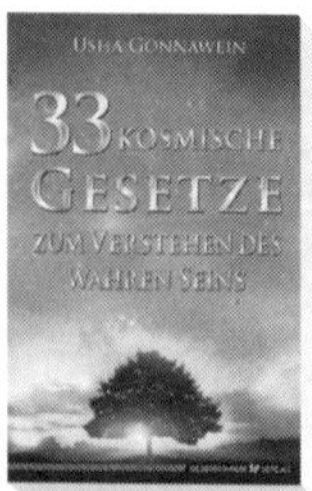

296 Seiten, broschiert
ISBN 978-3-89845-469-8
€ [D] 16,95

Usha Gönnawein

33 kosmische Gesetze zum Verstehen des wahren Seins

Usha Gönnawein macht Sie mit den 33 kosmischen Energiegesetzen vertraut. Die geistigen Gesetze dieses Buches helfen Ihnen zu begreifen, warum Sie hier sind, wie Sie sind, was Sie noch lernen dürfen und wie Sie das Gelernte anwenden können, damit Sie als Mensch Ihre Göttlichkeit erkennen. Dieses Bewusstseinsbuch beflügelt Sie zu einem neuen Verstehen Ihres wahren Seins – für ein leichteres und zufriedeneres Leben in Fülle!

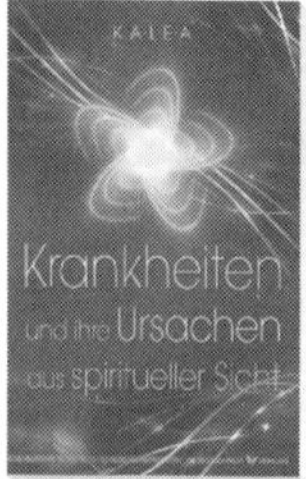

304 Seiten, broschiert
ISBN 978-3-89845-451-3
€ [D] 16,95

Kalea

Krankheiten und ihre Ursachen aus spiritueller Sicht

Krankheit ist ein Spiegel der Seele, sie hat ihren Ursprung in uns selbst. Die Heilerin Kalea geleitet uns zu einem tiefen Verständnis der Krankheit, indem sie uns vermittelt, was die geistige Welt dazu sagt. Ihre Channelings zu den 80 häufigsten Krankheitsbildern, zu deren Ursachen sowie zu den Heilungsansätzen bieten uns einen einzigartigen Kontakt zu unserer heilenden Seele. Kalea zeigt praktische Lösungsansätze, die wahren Ursachen unserer Krankheit und geleitet uns zur Heilung unserer Seele und unseres Körpers.

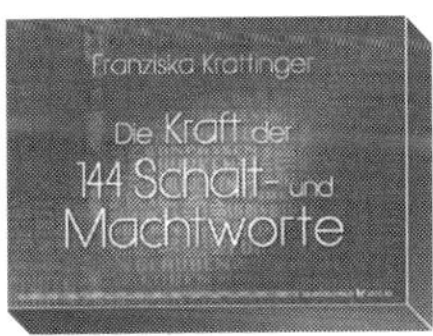

144 Karten mit Kurzanleitung, inkl. Miniposter, in Box
EAN 4260075280-28-8
€ [D] 19,95

Franziska Krattinger

Die Kraft der 144 Schalt- und Machtworte

Es ist schwer etwas in seinem Leben zu verändern. Die 144 wirkungsvollen Karten mit Schalt- und Machtworten helfen dabei, denn sie erwecken die uns innerwohnende positive Macht zur selbstbestimmten Veränderung. Eines dieser Worte genügt bereits, um einen unterbrochenen energetischen Fluss wieder zum Laufen zu bringen und so alles zum Besten zu lenken! Schalten auch Sie einfach um – und beobachten Sie die positiven Veränderungen in Ihrem täglichen Leben.

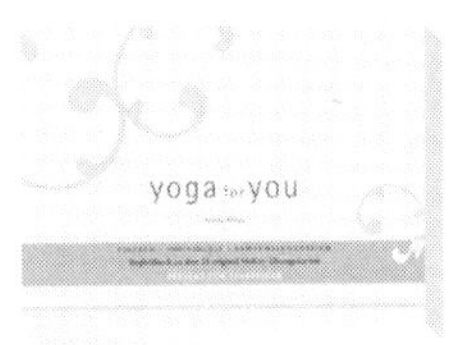

24 Karten, Begleitbuch, 88 Seiten, inkl. Übungsposter, in Box
ISBN 978-3-89845 137-6
€ [D] 19,95

Annika McKay

Yoga for You – Perfekt für Einsteiger

Mit den original McKay-Übungskarten

Yoga for You ist Ihre Möglichkeit, Yoga kennen zu lernen und es für sich zu entdecken. Mit den Übungskarten gelingt es Ihnen im Handumdrehen, sich ein Trainingsprogramm nach eigenen Wünschen und Bedürfnissen zusammenzustellen. Fern von klischeebehafteter Esoterik erfahren Sie Übung für Übung ein Yoga des 21. Jahrhunderts, das Ihnen hilft, Körper und Geist für die Herausforderungen von Gegenwart und Zukunft zu wappnen.

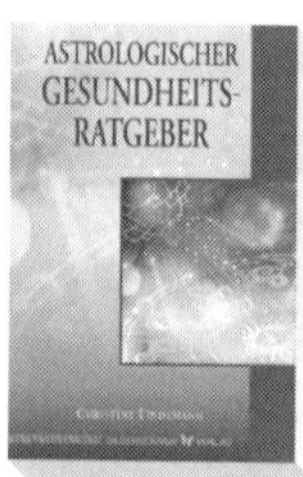

160 Seiten, broschiert
ISBN 978-3-89845-453-7
€ [D] 6,95

Christine Lindemann

Astrologischer Gesundheitsratgeber

Die Astrologie ist seit der Antike eine der vier Säulen der Heilkunde – und auch heute hilft das Verständnis über die Zuordnung der menschlichen Organe und Körperregionen zu den 12 Tierkreiszeichen enorm bei der Heilung. Christine Lindemann liefert nicht nur Zugänge zum tieferen Verständnis eigener Krankheitssymptome. Sie zeigt darüber hinaus wirksame und oft verblüffende Wege, um Körper und Seele mithilfe der Astrologie zu stärken.

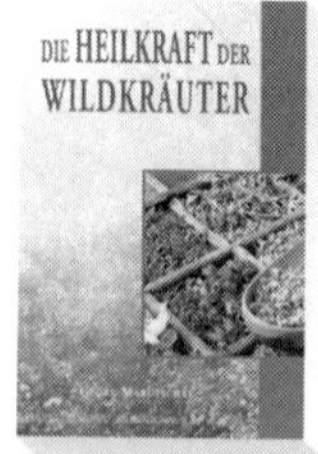

208 Seiten, farbig, bros.
ISBN 978-3-89845-479-7
€ [D] 6,95

Georg Marutschke

Die Heilkraft der Wildkräuter

Viele Wildkräuter besitzen ungeahnte Heilkräfte. Georg Marutschke zeigt, was sie alles können. Seine Portraits der 25 wichtigsten Heilkräuter beschreiben, wo diese zu finden sind, wann und wie man sie erntet, wie sie verarbeitet werden und gegen welche Krankheiten sie helfen. Schmackhafte Rezepte für das Kochen mit Wildkräutern runden das Buch ab.
Für alle, die sich wieder auf die Natur und ihre Ursprünglichkeit besinnen wollen, ein praktisches Kräuter-, Koch- und Heilbuch.